PraxisWissen

Beziehungsgestaltung mit narzisstischen Menschen

Psychiatrie Verlag

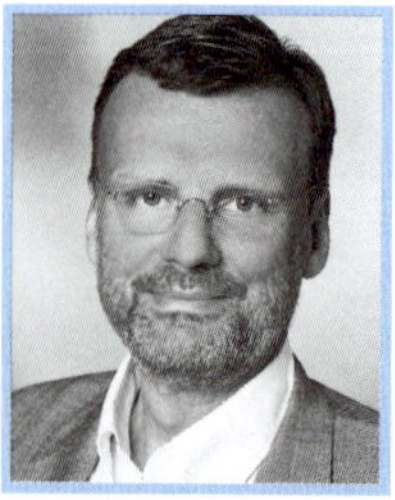

CLAAS-HINRICH LAMMERS, Prof. Dr., geb. 1962 in Hamburg, seit 2006 Ärztlicher Direktor und Chefarzt der I. und III. Klinik für Psychiatrie und Psychotherapie der Asklepios Klinik Nord – Hamburg-Ochsenzoll. Er schrieb mehrere Fachbücher unter anderem zu den Themen der emotionsfokussierten Methoden, zur Therapie narzisstisch gestörter Patienten und zur therapeutischen Beziehungsgestaltung in der Verhaltenstherapie.

PraxisWissen

Claas-Hinrich Lammers

Beziehungsgestaltung mit narzisstischen Menschen

Psychiatrie Verlag

Die Reihe **Praxis**Wissen wird herausgegeben von:
Michaela Amering, Andreas Bechdolf, Michael Eink,
Caroline Gurtner, Klaus Obert und Tobias Teismann

Claas-Hinrich Lammers
Beziehungsgestaltung mit narzisstischen Menschen
PraxisWissen 11
1. Auflage 2021
ISBN: 978-3-96605-049-4
ISBN E-Book (PDF): 978-3-96605-052-4
ISBN E-Book (EPUB): 978-3-96605-054-8

Bibliografische Information der Deutschen Nationalbibliothek
Die Deutsche Nationalbibliothek verzeichnet diese Publikation
in der Deutschen Nationalbibliografie; detaillierte bibliografische Daten
sind im Internet über http: //dnb.d-db.de abrufbar.

Lektorat: Uwe Britten, Eisenach
Umschlagkonzeption und -gestaltung: studio goe, Düsseldorf,
unter Verwendung eines Fotos von -Antonio-/iStock.com
Typografiekonzeption und Satz: Iga Bielejec, Nierstein
Druck und Bindung: Westermann Druck Zwickau

Von beliebten, unbeliebten und schwierigen Patienten

Sprechen wir von etwas, was normalerweise gerne verschwiegen wird: von unseren Sympathien und Antipathien für bestimmte Patienten und Patientinnen. Stellen wir uns vor, man hätte uns zu Beginn unserer therapeutischen Tätigkeit die Frage gestellt, mit welchen Patienten wir am liebsten zusammenarbeiten, dann hätten viele von uns wahrscheinlich eine Präferenz für jene mit der Diagnose einer leichten bis mittelgradigen Depression, einer Angsterkrankung oder einer Anpassungsstörung gehabt – und haben diese Präferenz immer noch. Ob nun bewusst oder unbewusst, wir bevorzugen häufig diese Patienten, und zwar aus einem nachvollziehbaren Grund. Der Kontakt mit ihnen ist nämlich eher angenehm und wir gehen in der Regel mit einem guten Gefühl aus den Begegnungen mit ihnen heraus.

Vielleicht stößt diese Aussage bei manchen auf Widerspruch, denn Patienten sind doch nicht dafür da, dass wir uns mit ihnen wohlfühlen! Dieser Einwand ist natürlich vollkommen berechtigt, dennoch reagieren wir unmittelbar gefühlsmäßig auf unsere Patientinnen, denn Gefühle sind ein Anzeichen dafür, ob unsere Bedürfnisse eher befriedigt (positive Gefühle) oder frustriert (negative Gefühle) werden. Und wenn wir uns psychiatrisch Tätigen einmal unterstellen, dass wir auch in therapeutischen Beziehungen unsere allzu menschlichen Bedürfnisse nach Respekt, Wertschätzung, Kompetenz und Kontrolle nicht abschalten können (natürlich lernen wir im Verlaufe unserer beruflichen Tätigkeit, diese immer besser zu regulieren), dann nimmt es kein

Wunder, wenn sich die genannten Patientinnen und Patienten für uns eher gut anfühlen.

Das hat vielerlei Gründe. Zunächst einmal erkennen sie uns und unsere Expertise als therapeutisch Tätige an, stellen unsere Kompetenz nicht infrage und sind dankbar für unsere Hilfe. Darüber hinaus nehmen sie bereitwillig eine Patientenrolle ein, was bedeutet, dass sie sich therapiemotiviert zeigen, sich uns gegenüber öffnen und notwendige Veränderungen auch umsetzen. Und sie zeigen offen und hilfebedürftig ihre Probleme und ihr Leiden, was bei uns Empathie und Mitleid hervorruft. Zuletzt sind ihre Therapieverläufe eher von Erfolg und Dankbarkeit gekrönt, was auch uns positiver stimmt, als wenn wir es mit langwierigen, schwierigen und unbefriedigenden Therapieverläufen zu tun hätten. Es ist also nicht verwunderlich, wenn es uns eher leichtfällt, uns mit diesen Patientinnen wohlzufühlen.

Ganz anders sieht es beispielsweise schon bei Patientinnen mit einer Borderlinestörung aus. Sie lösen bei uns oftmals keine positiven Gefühle aus. Im Gegensatz zu den oben genannten Patientinnen nehmen sie zu Veränderungen nicht verlässlich eine Patientinnenrolle ein, das heißt, sie sind nicht durchgängig therapiemotiviert. So kommt es bei ihnen häufig zu therapieschädigenden Verhaltensweisen und Therapieabbrüchen. Sie sind auch nicht ohne Weiteres bereit, sich uns gegenüber zu öffnen. Vielmehr setzen sie sich gerade anfänglich mehr mit uns als Person und ihrer Beziehung zu uns auseinander. Dabei schwanken ihre Gefühle und Einstellungen zwischen Zuneigung und Anhänglichkeit einerseits und Vorwürflichkeit und offener Feindseligkeit andererseits. Folglich befinden wir uns mit ihnen in einem Wechselbad der Gefühle und wissen mitunter nicht, wie uns gerade geschieht. Einmal sind sie von uns und unserer Hilfe begeistert, dann wiederum stellen sie uns und unsere Kompetenz massiv infrage und machen uns herbe Vorwürfe.

Auch ist ihre Bereitschaft zur Veränderung und Mitarbeit erst das Ergebnis eines längerfristigen Therapieverlaufs und von häufigen Einbrüchen gekennzeichnet. Anfänglich sind sie mehr daran interessiert, ausufernd von ihren Problemen zu berichten, als an diesen zu arbeiten – man spricht hier von einer *Lagemotivation* im Gegensatz zu einer *Veränderungsmotivation*. Es darf uns also nicht wundern, dass diese Therapieverläufe in der Regel schwierig und nicht vom gleichen Erfolg gekrönt sind wie bei den oben genannten Patienten. Das alles löst bei uns Helfenden häufig negative Gefühle aus und die Gefahr von untherapeutischen Reaktionen ist real und groß.

Fragt man therapeutisch Tätige, ob sie gerne mit Borderlinepatientinnen arbeiten, dann wird man deshalb häufig ein gemischtes Feedback bekommen. Die Abneigung ihnen gegenüber war bis in die 1990er-Jahre noch sehr groß und in Kliniken und Einzeltherapien waren sie bestenfalls gelitten. In der Regel versuchte man sie so schnell wie möglich wieder »loszuwerden« bzw. zu entlassen. Dies änderte sich jedoch mit dem Aufkommen an Spezialkonzepten und den entsprechenden Weiterbildungen (insbesondere in Dialektisch-Behavioraler Therapie, Schematherapie und Übertragungsfokussierter Therapie). Diese Spezialkonzepte ermöglichten uns ein tieferes Verständnis für diese Patientinnen, gaben uns therapeutische Strategien und Techniken an die Hand und speziell auf ihre Problematik und ihre Bedürfnisse angepasste Konzepte zur therapeutischen Beziehungsgestaltung. Dies alles hat dazu geführt, dass die Bereitschaft von uns therapeutisch Tätigen, uns mit Borderlinepatientinnen zu beschäftigen, heutzutage wesentlich größer ist als noch vor dreißig Jahren.

Ähnlich wie bei Borderline lässt sich nun auch fragen: Arbeiten Sie gerne mit narzisstisch gestörten Patienten und Patientinnen? Fühlen Sie sich mit ihnen wohl? *Mögen* Sie sie? Auch hier liege ich wohl mit meiner Einschätzung kaum fehl, wenn ich annehme, dass nur wenige unter den psychiatrisch Tätigen die Hand heben würden, auf jeden Fall deutlich weniger als bei Angststörungen, Depressionen und sicherlich auch weniger als bei Borderline. Es gibt nur wenige, die ein Herz für narzisstische Patienten haben, und kaum jemand reißt sich darum, mit ihnen zusammen zu arbeiten. Im Gegenteil, wie damals vor dem Aufkommen der spezialisierten therapeutischen Konzepte für Borderlinepatientinnen sind wir in der Regel froh, wenn wir mit ihnen so wenig wie möglich zu tun haben, sowohl im Berufs- als auch im Privatleben.

Warum das so ist, lässt sich anhand der bereits oben genannten Kriterien sehr leicht nachvollziehen: Narzisstische Patienten wollen uns gegenüber einfach nicht die von anderen Patientengruppen gewohnte Patientenrolle einnehmen, sondern sie begegnen uns kontrolliert, misstrauisch, verschlossen oder sogar arrogant und abwertend. Ein hilfesuchendes Verhalten erleben wir kaum bei ihnen, wenn wir mal die krisenhaften Zuspitzungen außen vor lassen, in denen sie sich kurzfristig gänzlich anders zeigen. Und selbst wenn sie bei uns um Hilfe nachsuchen, öffnen sie sich nur schwer und geben uns wenig Einblick in ihre inneren Konflikte. Ja, mehr noch, sie scheinen uns dann eher beweisen zu wollen, wie wenig Probleme sie wirklich haben.

Vielmehr sehen sie die Probleme, die sie zu uns geführt haben, als von anderen Menschen verursacht. Im Kontakt mit ihnen wird entsprechend unsere Kompetenz infrage gestellt, denn nicht selten werden wir hinterfragt und kritisiert. Manchmal geben sie uns sogar das Gefühl, wir müssten uns darum bemühen, als therapeutisch Tätige von ihnen respektiert zu werden, und ihnen erst einmal beweisen, dass es sich für sie lohnt, mit *uns* zusammenzuarbeiten. Uns als Helfende zu akzeptieren, das ist für narzisstische Patientinnen in der Regel ein langer Weg.

BEISPIEL

> Ein Patient ließ mich am Ende der ersten Therapiestunde wissen: »Das haben Sie gut gemacht. Ich melde mich bei Ihnen, wenn ich mich für Sie als Therapeut entschieden habe!« Dabei war es eher der leicht herablassende Tonfall, der mich ärgerte, als der Umstand, dass er sich noch andere Therapeuten anschaute – was ja sein gutes Recht war.

Überflüssig zu erwähnen, dass die Therapien mit ihnen langwierig und zäh sind und sie mehr als andere Patienten dabei zu Therapieabbrüchen neigen. Selbst ihren Leidensdruck, wenn er denn deutlich sichtbar sein sollte, nehmen wir ihnen häufig nicht richtig ab. Ihnen fehlt im Gegensatz zu anderen Patienten das spürbar Hilflose, Leidende, Verzweifelte, was unseren Helferimpuls und unsere Empathie unmittelbar anspricht und aktiviert. Ebenso erleben wir ihr Leiden häufig als selbst verschuldet, als zu dick aufgetragen (ja, auch im Leiden neigen sie zu Superlativen) und nicht »echt«. Während wir viele andere Patienten als Opfer erleben (von Traumatisierungen, Vernachlässigungen, sozialem Elend oder schlichtweg einer Erkrankung), sind narzisstische Patienten für uns gefühlt eher Täter denn Opfer. Und wie häufig haben wir schon erlebt, dass sich ein narzisstischer Patient auf einer psychiatrischen bzw. psychosomatischen Station im Rahmen einer Krise in den ersten Tagen leidend und hilfebedürftig gibt, um dann aber nach kurzer Zeit ein gänzlich anderes Gesicht zu zeigen!

BEISPIEL

> Herr N. kommt zur Aufnahme, nachdem er mehrere Tage mit einem Strick im Auto die umliegenden Wälder abgefahren war auf der Suche nach einem geeigneten Platz, an dem er seinem Leben ein Ende setzen könnte. Kaum hat er begonnen zu berichten, bricht er in Tränen aus und kann nur unter heftigem Schluch-

zen fortfahren. Er sei Leiter eines Supermarktes gewesen, den er über lange Zeit sehr erfolgreich geführt habe, doch dann sei ihm vor einem Jahr plötzlich gekündigt worden, und zwar aus heiterem Himmel und mit dem Vorwurf, er würde seine Mitarbeiter schlecht behandeln. Das habe ihn komplett umgehauen! Natürlich, dass es mal unzufriedene Mitarbeiter gebe, gehöre ja nun mal dazu, wenn man Führungskraft sei, aber deswegen würde man doch nicht entlassen!

Seit seiner Kündigung lebe er allein und ohne neue Beschäftigung vor sich hin. Zu seiner Ex-Frau und seinem heute 19 Jahre alten Sohn habe er keinen Kontakt mehr, wobei er nicht genau sagen kann, warum der Kontakt zu seinem Sohn abgebrochen ist. Dann zeigt er der Therapeutin unter Tränen sein Portemonnaie, in welchem sich nur etwas Kleingeld befindet, und sagt: »Und jetzt habe ich noch nicht einmal genug Geld, um mir Tabak zu kaufen!« Dann bettelt er förmlich darum, dass man ihm hier in der Klinik hilft, denn sonst würde er keinen Tag mehr länger leben wollen.

Doch schon am Abend kommt es zu einem kleinen Zwischenfall, als Herr N. eine halbe Stunde später als ausgemacht vom Rauchen zurückkommt. Von der Krankenschwester darauf hingewiesen, dass er sich bitte an die vereinbarten Uhrzeiten halten möge, reagiert er aggressiv und vorwurfsvoll: »Ich bin hier freiwillig und lasse mich doch nicht wie ein Kind behandeln!« Am nächsten Tag trifft die Therapeutin ihn bei den Fahrstühlen, wo er in offenbar bester Laune zusammen mit anderen Patienten wartet. Kaum erblickt er sie, kommt er auf sie zu und sagt grinsend: »Sie scheinen in der Klinik ja echt ein Problem mit der Technik zu haben!«, wobei er auf den zweiten Aufzug deutet, welcher seit einigen Tagen gesperrt ist.

Narzisstische Patientinnen und Patienten geben uns beileibe oft kein gutes Gefühl, vielmehr reagieren wir auf sie mit Unlust, Unsicherheit, Ärger, was oftmals in unserer offenen Ablehnung zum Ausdruck kommt (was natürlich untherapeutisch ist). Und wenn wir jemals unseren therapeutischen Beruf mit der Vorstellung ergriffen haben sollten, dass wir armen, schwachen und kranken Menschen helfen wollen, die unsere Hilfe dankbar annehmen und bei denen wir uns kompetent und respektiert fühlen können, dann sollten wir auf keinen Fall mit narzisstischen Patienten arbeiten. Aber nicht nur, dass uns das Mitleid und die Empathie bei ihnen schwerfallen, viele ihrer Verhaltensweisen lösen bei uns sogar Antipathie und Ablehnung aus.

BEISPIEL

In der Ergotherapie beschäftigen sich die Patientinnen mit dem Malen von positiven Gefühlen. Während alle mit ihren Emotionen und dem Malen beschäftigt sind, sitzt Herr G. mit verschränkten Armen vor seinem leeren Blatt Papier und schaut demonstrativ genervt an die Decke. Kaum hat die Ergotherapeutin ihn angesprochen, unterbricht Herr G. sie und verkündet in einer Lautstärke, dass alle anderen es mitbekommen: »Das kann doch nicht Ihr Ernst sein!?! Meine Gefühle malen? Und nachher soll ich wohl auch noch meinen Namen tanzen, oder? Das können Sie mit den anderen Verrückten hier veranstalten, aber nicht mit mir!«

Die Arbeit mit narzisstischen Patienten stellt aufgrund ihrer Persönlichkeit also eine besondere Herausforderung dar, weshalb bei vielen von uns der Wunsch naheliegt, möglichst wenig mit ihnen zu tun zu haben. Doch machten wir unser unmittelbares Gefühl von Sympathie und Mitleid zum Maßstab für unsere Bereitschaft zur Zusammenarbeit mit einem Patienten, dann würde dies sehr schnell zu einer Vernachlässigung einer ganzen Reihe von schwierigen Personen führen, denken wir nur an drogenabhängige, demente oder akut erkrankte und aggressive schizophrene Patienten. Immer wieder müssen wir unsere emotionalen Reaktionen kritisch reflektieren und regulieren, um wirklich Helfende zu sein – und zu bleiben, denn eines ist sicher: Trotz ihrer scheinbar dominanten und von sich selbst überzeugten Fassade sind das Leiden und die Hilfebedürftigkeit narzisstischer Patienten und Patientinnen nicht zu unterschätzen. Und narzisstischer Krisen sind ein häufiger Grund für Suizide (Henseler 2000).

Lenken Sie Ihren Blick weniger auf das provozierende Äußere der Patientinnen, sondern auf ihre verborgene Not, und scheuen Sie sich nicht, auch nach Suizidgedanken zu fragen.

Natürlich ist die Arbeit mit persönlichkeitsgestörten Personen schwierig und anspruchsvoll, doch sie deswegen zu meiden, wäre für uns fatal. Gerade in der Zusammenarbeit mit diesen Patientinnen bilden wir unsere therapeutischen Fähigkeiten am besten aus. Und je mehr wir uns dieser Herausforderung stellen und uns diesbezüglich fortbilden, desto leichter wird uns diese Arbeit fallen (so wie es uns bei Borderlinepatienten ergangen ist). Das ist in somatischen Fächern nicht anders, in denen es auch leichtere, einfach zu behandelnde Krankheiten und kompliziertere, schwerere gibt. So würde keine angehende Chirurgin das Erlernen einer neuen Operationstechnik mit dem Hinweis ablehnen, dass sie die hierzu erforderlichen Bewegungen mit dem Skalpell nicht gewohnt und außerdem die Operation sehr zeitaufwendig und riskant sei. Und wenn das Skalpell für die Chirurgin ihr therapeutisches Instrument ist, dessen Handhabung sie beständig üben muss, so ist eines der wichtigsten Instrumente von uns therapeutisch Tätigen unsere Fähigkeit zur Beziehungsgestaltung. Diese ist der Dreh- und Angelpunkt bei der Behandlung von persönlichkeitsgestörten Patientinnen.

An unserer Fähigkeit zur Beziehungsgestaltung entscheidet sich, ob wir mit diesen Patientinnen erfolgreich zusammenarbeiten können oder eben nicht. Während sogar talentierte Laien nach einer kurzen Anleitung eine therapeutische Beziehung zum Beispiel mit Patienten mit einer Angststörung oder einer Anpassungsstörung aufbauen könnten, ist dies bei persönlichkeitsgestörten Personen kaum denkbar. Hierzu müssen wir erst ausreichende Fertigkeiten in der Beziehungsgestaltung erlernt haben, die uns in jungen Jahren aufgrund unserer geringen Lebenserfahrung und geringen therapeutischen Erfahrung noch fehlen. > Beziehungsgestaltung, Seiten 37, 52 f., 87, 109 f.

Wir alle haben aus Unerfahrenheit Fehler in der Behandlung von narzisstischen Patienten gemacht und sind auch bei zunehmender Erfahrung nicht gegen weitere Fehler gefeit. Deshalb ist die Vorstellung vom lebenslangen Lernen auch für die Gestaltung therapeutischer Beziehungen von großer Bedeutung.

Beziehungsgestaltung müssen wir lernen, wie wir auch andere Techniken und Interventionen in der Psychotherapie nach und nach lernen müssen. Dies ist umso wichtiger, als sich Persönlichkeitsstörungen unter dem Einfluss von problematischen bis hin zu missbräuchlichen Beziehungen entwickeln. Und ein bekanntes Diktum aus der Psychotherapie besagt, dass man nur in Beziehungen etwas *ver*lernen kann, was man zuvor in Beziehungen *ge*lernt hat. Wenn narzisstische Patienten im Kontakt mit unempathischen und emotional vernachlässigenden Eltern zum Beispiel gelernt haben, dass sie nur Beachtung für besondere Leistungen bekommen, dann können sie nur in neuen Beziehungen lernen, dass sie auch ohne solche Leistungen und Erfolge ausreichend Zuwendung, Beachtung und Akzeptanz erfahren. Deswegen sollte die therapeutische Beziehung immer auch eine korrigierende Beziehungserfahrung für die Patienten sein und damit eine

Blaupause für ihre Möglichkeiten einer befriedigenderen Beziehungsgestaltung mit anderen Menschen.

Wenn wir uns gegenüber narzisstischen Patienten so verhalten, wie wir es in unserem Privatleben tun, dann handeln wir mit Sicherheit untherapeutisch. Zudem sollten wir uns immer klarmachen, dass es nicht unsere Aufgabe ist, narzisstische Patientinnen zu belehren und zu bekehren, sondern therapeutisch zu unterstützen!

In diesem Buch möchte ich die wichtigsten Aspekte der therapeutischen Beziehungsgestaltung mit narzisstischen Patientinnen und Patienten vorstellen. Hierzu möchte ich mit einer kurzen Übersicht über die gesunden Aspekte narzisstischer Eigenschaften beginnen, denn unsere Beziehung zu narzisstischen Personen hängt nicht zuletzt davon ab, wie viel selbstbewusstes Verhalten wir als normal und akzeptabel erleben. Wie bei jeder Persönlichkeitsstörung stellt die narzisstische Persönlichkeitsstörung die Extremausprägung von Persönlichkeitszügen dar, die in moderater Ausprägung durchaus ihre Vorteile haben, also eine Ressource bilden. Und unsere Kenntnis der positiven Seiten narzisstischer Eigenschaften ist für unsere ressourcenorientierte Haltung überaus wichtig.

Unsere ressourcenorientierte Haltung, die bei narzisstischen Patienten grundlegend für unsere Beziehungsgestaltung ist, hängt davon ab, ob wir unseren Blick immer wieder auf ihre Stärken und Kompetenzen richten können.

Die positive Seite des Narzissmus

Wenn wir von Narzissmus bzw. narzisstischen Persönlichkeitseigenschaften sprechen, dann schwingt unterschwellig die Vorstellung mit, dass es sich hierbei grundsätzlich um krankhafte, schlechte oder zumindest wenig wünschenswerte Eigenschaften handelt. »*Der ist ja total narzisstisch!*« ist ein typischer Satz, in dem diese Vorstellung zum Ausdruck kommt. Auch der häufig zu hörende Ausruf »*Das ist ein Narzisst!*« spiegelt diese negative Haltung wider. Doch diese Vorstellung entspricht weder der Realität noch ist sie hilfreich, wenn wir mit narzisstischen Patienten zusammenarbeiten wollen (LAMMERS & EISMANN 2019).

Was wir unter dem Begriff des Narzissmus zu verstehen haben, so negativ dieser auch in unseren Ohren klingt, ist bis zu einer gewissen Ausprägung für jeden Menschen adaptiv und hilfreich. Lange Zeit wurde der Begriff in der Psychoanalyse und der Psychiatrie gleichbedeutend mit der narzisstischen Persönlichkeitsstörung als krankhafte Abweichung von einer psychischen Normalität benutzt. Von daher rührt auch der schlechte Klang dieses Ausdrucks im Sinne der krankhaften Eigenliebe. Doch von jeher wusste man, dass es sich bei den offenkundigen narzisstischen Eigenschaften um eine Extremvariante von Persönlichkeitseigenschaften handelt, die jeder Mensch in mehr oder minder ausgeprägter Form aufweist. Deswegen hat die Persönlichkeitspsychologie begonnen, den Begriff des Narzissmus für die selbstbewussten und selbstwertdienlichen Eigenschaften und Verhaltensweisen von »normalen« Menschen zu benutzen. Eine gesunde

Form des Strebens nach Selbstwert erlaubt es einem Menschen nämlich:

- sich selbst als etwas Besonderes zu erleben (ohne dabei andere Menschen abzuwerten),
- sich um die Befriedigung seiner Bedürfnisse zu kümmern (ohne dabei die Bedürfnisse anderer Menschen grob zu missachten),
- sich um Erfolg und Lob für reale Leistungen zu bemühen und dabei einen gesunden Stolz zu erleben (ohne dabei anzugeben und zu lügen),
- seine besonderen Fähigkeiten zu kennen und zu betonen (ohne dabei seine Schwächen zu verleugnen),
- neugierig, kreativ und risikobereit zu sein.

Ich persönlich bin mit der Verwendung des Begriffs »Narzissmus« für die *selbstbewussten* Eigenschaften von gesunden Menschen durch die Persönlichkeitspsychologie nicht glücklich, denn diese Bezeichnung suggeriert in unserem Sprachgebrauch nichtsdestotrotz, dass es sich hierbei um negative Eigenschaften handelt. Oder wer hat schon mal jemanden in respektvollem Tonfall sagen hören: »Der ist ja ganz schön narzisstisch!«, so wie man sagen würde: »Der ist ja ganz schön mutig!«? Doch leider ist der Gebrauch des Begriffs »Narzissmus« in der Persönlichkeitspsychologie nun mal in der Welt und wir müssen deshalb immer wieder auf dessen gesunde und adaptive Seite hinweisen.

Wenn wir die gesunden Anteile des Narzissmus betrachten, dann drücken diese Eigenschaften unser grundsätzliches Bestreben aus, von anderen Menschen gemocht, akzeptiert, respektiert, anerkannt und wertgeschätzt zu werden. Denn wir alle ziehen einen nicht geringen Teil unseres Selbstwertes und unserer Zufriedenheit daraus, wie wir von anderen Menschen gesehen und beurteilt werden. Die Gesundheit und Normalität dieses Strebens nach Selbstwert zeigt sich nicht nur im Grad der Ausprägung, sondern insbesondere darin, dass wir in der Lage und willens sind, gleichermaßen andere Menschen zu mögen, zu akzeptieren, zu respektieren, anzuerkennen und wertzuschätzen. Dies nennt man eine reziproke Beziehungsgestaltung.

BEISPIEL

»Der ist total narzisstisch!«, so das Urteil im Pflegeteam bezüglich des neuen Patienten. »Der glaubt wohl, er sei hier im Hotel und wir seine Bedienung!«, diese und ähnliche Bemerkungen fallen in der Runde. Sicher, der Patient hatte sich über die schlechte Reinigung seines Bades beschwert (was objektiv der Fall war) und hatte mehrfach nach einem Einzelzimmer gefragt. Aber sollte man dieses Verhalten mit dem Ausdruck »narzisstisch« belegen? Auf Nachfrage der Oberärztin werden typische narzisstische Verhaltensweisen wie Abwertung anderer, Empathiearmut und Selbstidealisierung vom Pflegeteam allesamt verneint. Das Einzige, was übrig bleibt, ist die Anspruchshaltung des Patienten, die aber bei kritischer Befragung als nicht übertrieben bewertet wird. Die meisten Teammitglieder stimmen nämlich dem Gedanken zu, dass auch sie sich ein Einzelzimmer wünschen und auf Sauberkeit Wert legen würden, wären sie Patienten im Krankenhaus. Dass der Patient seine Wünsche hartnäckig und mit einem leicht vorwurfsvollen Tonfall vorträgt, macht ihn für einige vielleicht nicht sympathisch, aber noch lange nicht narzisstisch.

Der Vorteil eines Strebens nach Selbstwert zeigt sich auch darin, dass Menschen mit ausgeprägten narzisstischen Persönlichkeitszügen niedrigere Werte bezüglich Depression, Angst und Einsamkeit aufweisen und sich subjektiv wohler fühlen (Ritter & Lammers 2007). Menschen mit einer geringen Ausprägung an narzisstischen Eigenschaften sind hingegen häufig psychisch instabiler und neigen sogar zur Entwicklung von psychischen Erkrankungen. Wilhelm Busch, auf ein älteres Sprichwort zurückgreifend, brachte diese Tatsache mit einem bekannten Bonmot auf den Punkt: »Bescheidenheit ist eine Zier, doch weiter kommt man ohne ihr!«

Wir sollten mit unseren Patienten grundsätzlich einen ressourcenorientierten Umgang pflegen. In der therapeutischen Begegnung ist folglich immer wieder die Frage von Bedeutung, welche ihrer Eigenschaften wir eher als selbstbewusst und adaptiv betrachten, auch wenn uns diese vielleicht persönlich nicht gefallen mögen.

Wir tun also gut daran, nicht leichtfertig alle selbstbewussten Persönlichkeitseigenschaften eines Patienten als narzisstisch zu bewerten (und damit zu pathologisieren), sondern uns differenziert mit deren Vor- und Nachteilen zu beschäftigen. Dies sollte sich auch in unserem Sprachgebrauch niederschlagen, der ja unser Denken und Fühlen stark beeinflusst. So finde ich den Ausdruck »Das ist ein Narzisst« wenig hilfreich, da er einen Menschen als ganze Person pathologisiert.

Um also unsere Haltung gar nicht erst von solchen Kategorien (wie »Narzisst«) negativ beeinflussen zu lassen und unseren ressourcenorientierten Blick auf die gesunden selbstbewussten Züge nicht zu verlieren, hat sich für mich im Umgang mit narzisstischen Patientinnen und Patienten die 80:20-Regel bewährt: Zu 80 Prozent sind ihre Persönlichkeitseigenschaften adaptiv, nur 20 Prozent sind übertrieben und sowohl für ihre Umgebung als auch in letzter Konsequenz für sie selbst dysfunktional und problematisch. Die genauen Werte dieses Quotienten schwanken natürlich von Patient zu Patient (so gibt es sicherlich auch 60:40- oder 50:50-Patienten).

Ich erkläre einem narzisstischen Patienten grundsätzlich zwei Dinge zu Beginn der Therapie: erstens, dass ich den Begriff einer Persönlichkeitsstörung eher kritisch sehe, da er eine Störung der gesamten Persönlichkeit suggeriert, was ich für falsch halte. Und zweitens, dass ich davon ausgehe, dass seine Persönlichkeit zu 80 Prozent »normal« ist, und ich viele seiner selbstbewussten Eigenschaften durchaus positiv sehe. Hingegen würde ich gerne mit ihm an den 20 Prozent der Extremausprägung seiner Eigenschaften und Verhaltensweisen arbeiten, die in seinem Leben für Probleme sorgen bzw. unter denen die Menschen in seiner Umgebung leiden würden. Wegen diesen befände er sich ja schließlich auch in therapeutischer Behandlung.

Um adaptive und maladaptive Ausprägungen narzisstischer Eigenschaften zu verdeutlichen, habe ich einige Beispiele in der folgenden Tabelle gesammelt.

ABBILDUNG 1

Adaptive und maladaptive Verhaltensweisen

Adaptive Ausprägung	Maladaptive Ausprägung
Eigeninteressen verfolgen	Empathiearmut, Egoismus
Selbstbewusstsein	Größenfantasie, Selbstidealisierung
Erfolgsstreben	Machthunger, Ausnutzen anderer Menschen
Durchsetzungsvermögen	Aggressivität, Rücksichtslosigkeit
Gesunde Anspruchshaltung	Überheblichkeit, Egoismus
Darstellung realer Erfolge	Angeben, Lügen

Die Frage, welche selbstbewussten bzw. narzisstischen Eigenschaften wir als adaptiv und positiv sehen, hängt natürlich auch von unserer eigenen Persönlichkeit, unseren Werten und unseren Vorurteilen ab. Erhellend hierzu ist allein der Gedanke, inwieweit unser soziokultureller Kontext eine Rolle spielt. Wir therapeutisch tätigen Menschen bilden eine berufliche Gemeinschaft, die auch für bestimmte Werte und Normen steht. Das lässt sich anhand einer Frage verdeutlichen: Wie viele Menschen kennen wir, die einen Porsche fahren? Viele von uns werden vermutlich keinen einzigen nennen können. Wir bewegen uns eben soziokulturell in Kreisen, in denen man eher keinen Porsche fährt, und wenn das jemand doch tun sollte, dann fällt er uns damit (unangenehm?) auf. Ein psychiatrischer Kollege von mir, der einen teuren Sportwagen fährt, berichtete mir, dass nicht wenige seiner Mitarbeiter dies als unangemessen erlebten und vor diesem Hintergrund Zweifel an der Aufrichtigkeit seines zweifelsohne vorhandenen sozialpsychiatrischen Engagements hätten. Und wenn ein Patient bei uns mit einem Porsche vorfährt, dann ist schnell die Vermutung bei der Hand, dass er eben ein Narzisst sei. Man kann dies als eine Variante des *Halo-Effektes* begreifen, einer bekannten und allzu menschlichen kognitiven Verzerrung, die uns von einer sichtbaren Eigenschaft eines Menschen auf andere, unsichtbare Eigenschaften schließen lässt, die aber vielleicht gar nicht vorhanden sind.

Wir therapeutisch tätigen Menschen erleben aus unserer Welt heraus bestimmte Eigenschaften, Erlebnis- und Verhaltensweisen als narzisstisch, die in einem anderen soziokulturellen Kontext vollkommen normal sind. Es ist also eine zwiespältige Angelegenheit mit dem Narzissmus, und wir sollten uns deshalb bemühen, neben dessen Nachteilen auch dessen Vorteile zu sehen und gelten zu lassen. Letztlich sollten wir uns mit normativen Bewertungen (wie man angeblich zu sein hat ...) zurückhalten, denn unsere Aufgabe besteht darin, auch

Menschen zu helfen, deren Lebensweise wir auf Anhieb nicht mögen und deren Werte wir nicht teilen. Und letztlich gilt immer noch der bekannte Ausspruch: »Wer stört, ist deshalb nicht zwangsläufig gestört!«

Wenn Narzissmus zum Problem wird

Gesunde und ungesunde narzisstische Anteile

Auch wenn narzisstische Eigenschaften bis zu einem gewissen Grad Ausdruck eines gesunden Strebens nach Selbstwert sind, können diese ein Ausmaß annehmen, dass sowohl bei der betreffenden Person als auch bei anderen Menschen Leiden entsteht. Erst dann kann man von einer narzisstischen Störung sprechen (Lammers & Doering 2018). Bei dieser pathologischen Form der Selbstwertregulation steht ein sogenanntes *grandioses Selbst* im Mittelpunkt, das sich insbesondere in den folgenden Verhaltensweisen äußert:

- übersteigerte Selbstdarstellung (der eigenen Attraktivität, Fähigkeiten, Intelligenz, Leistungen usw.),
- dominantes und arrogantes Verhalten,
- geringes Einfühlungsvermögen in andere Menschen (Empathiearmut),
- eine überhöhte Anspruchshaltung,
- perfektionistische Ideale,
- Fantasien von Macht, Erfolg, Glück und idealer Liebe,
- Ausnutzen anderer Menschen.

Doch warum ist dieses Streben nach Selbstwert bei einigen Menschen so viel stärker ausgeprägt als bei anderen? Warum brauchen einige mehr Anerkennung und Bewunderung als andere Personen? Warum sind sie zu Lügen und zur Ausnutzung anderer Menschen bereit, um im Vergleich besser dazustehen, und können sich selbst dann nicht sozial verträglicher verhalten, wenn die negativen Folgen ihres Verhaltens in Form von Ablehnung, Trennungen und Misserfolg unübersehbar werden? > Vulnerables Selbst, Seiten 34, 75 ff., 134 f.

Die Antwort auf diese Fragen muss man im verborgenen vulnerablen Selbst der Patienten suchen. Ganz im Gegensatz zum grandiosen Selbst ist ihr vulnerables Selbst nämlich von negativen Emotionen wie insbesondere Scham, Einsamkeit, Angst und dem Erleben einer inneren Leere gekennzeichnet. Während das grandiose Selbst demnach ein hohes Selbstwertgefühl mit Selbstidealisierung (»Ich bin der Größte!«) darstellt, ist das vulnerable Selbst Ausdruck eines niedrigen Selbstwertgefühls (»Ich bin durchschnittlich/minderwertig.«). Somit verbergen narzisstische Menschen hinter ihrer grandiosen Fassade oftmals tiefgreifende Selbstzweifel und Unsicherheiten.

Das vulnerable Selbst spielt eine entscheidende Rolle sowohl in der therapeutischen Arbeit als auch in unserer Beziehungsgestaltung mit narzisstischen Patienten. Wir helfen ihnen weniger dadurch, dass wir sie mit ihrem grandiosen Selbst konfrontieren, sondern vielmehr dadurch, dass wir ihnen einfühlsam die Auseinandersetzung mit ihrem vulnerablen Selbst ermöglichen.

SELBSTWERTREGULATION Diese Verbindung eines grandiosen und eines vulnerablen Selbst wird auch als doppelte Selbstwertregulation bezeichnet (Sachse 2016). Im vulnerablen Selbst wird der Selbstwert nach unten reguliert, während das grandiose Selbst beständig versucht gegenzusteuern, indem es sich Anerkennung von außen verschafft. Was für gesunde Menschen selbstverständlich ist, nämlich sich akzeptabel, respektabel und liebenswert zu empfinden, müssen sich narzisstische Menschen jeden Tag aufs Neue beweisen. Ihr Selbstwertgefühl ist wie ein Fass ohne Boden. Deshalb können sie auf ihr grandioses Selbst so schwer verzichten, denn sie sind getrieben von der Angst vor Mittelmäßigkeit, Minderwertigkeit und der Angst davor, von anderen Menschen deshalb abgelehnt zu werden.

Mit diesem Wissen können wir ein Fallkonzept für die narzisstische Störung aufstellen, welches grafisch dargestellt folgendermaßen aussehen kann (Abbildung 2).

ABBILDUNG 2

Fallkonzept der narzisstischen Persönlichkeitsstörung

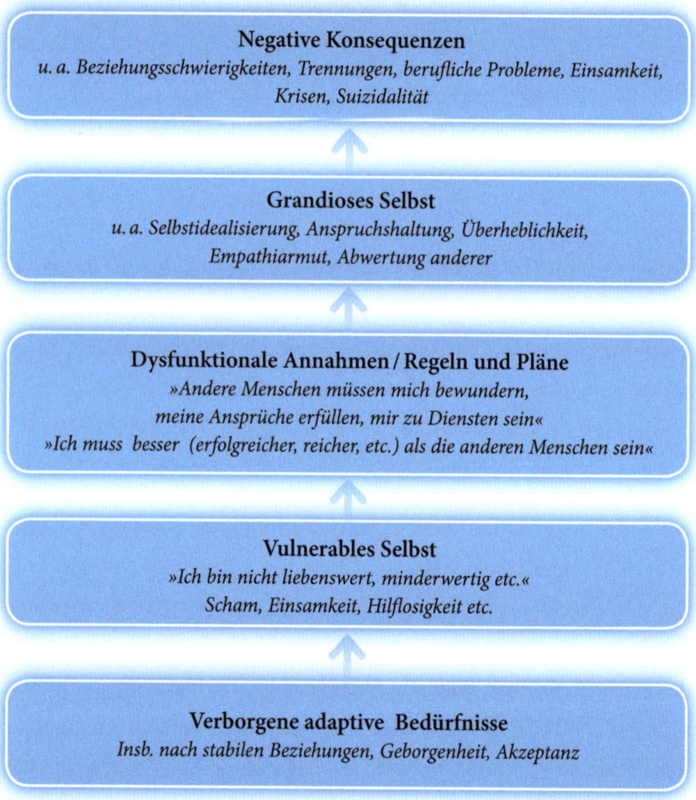

Doch Vorsicht! Nicht alle narzisstischen Menschen weisen ein vulnerables Selbst auf. Es gibt auch extrem von sich überzeugte und arrogante Menschen, die nicht insgeheim an Scham, Angst und Einsamkeit leiden. Allerdings haben diese Menschen auch einen sehr viel geringeren Leidensdruck bei Misserfolgen und Zurückweisungen und suchen deshalb kaum jemals ein Hilfesetting auf. Wir können daher davon ausgehen, dass sich die pathologische Form des Narzissmus, die mit einem Leidensdruck einhergeht, zumeist durch eine doppelte Selbstwertregulation mit der Existenz eines vulnerablen Selbst auszeichnet.

Aufgrund dieser doppelten Selbstwertregulation haben narzisstische Patientinnen und Patienten einen tiefgreifenden Nähe-Distanz-Konflikt mit anderen Menschen. Zum einen brauchen sie die anderen Menschen und deren Bewunderung, da ja hiervon ihr Selbstwertgefühl abhängt. Auf der anderen Seite mögen sie die anderen Menschen nicht und haben kein wirkliches Interesse an ihnen. Ja, sie fürchten sogar deren Nähe, denn je näher diese ihnen kommen, desto eher könnten sie ihr vulnerables Selbst entdecken. In ihrem Erleben würden sie dann als schwach, minderwertig und verletzbar dastehen, eine Vorstellung, die für sie unerträglich ist. Wenn wir narzisstische Menschen genauer kennenlernen, werden wir bei ihnen in der Regel mehr Selbstkritik oder sogar Selbsthass als ungetrübte Selbstliebe finden. Deshalb ist Narzissmus paradoxerweise eine mangelnde Form der Selbstliebe, welche die Betreffenden nur durch eine übertriebene Suche nach Bestätigung, Lob und Dominanz kompensieren können.

Narzisstische Menschen wissen meistens sehr genau um ihre Schwächen und Mittelmäßigkeiten und auch um ihre narzisstischen Bewältigungsstrategien. Deshalb ist es müßig, sie expressis verbis immer wieder darauf hinzuweisen. Nur wenn sie diese Eigenschaften

hartnäckig verleugnen, kommen wir manchmal nicht umhin, sie hiermit empathisch zu konfrontieren.

Wo aber liegt die Grenze zwischen einem gesunden Selbstbewusstsein, ohne das wir viele Dinge im Leben nicht erreichen können, und einer narzisstischen Störung, die mit gravierenden Nachteilen einhergeht? Leider lässt sich eine wohldefinierte und damit scharfe Grenze nicht ziehen, sondern wir müssen eher von einem Kontinuum ausgehen:

- von gesunden Menschen mit narzisstischen (also selbstbewussten) Eigenschaften
- über narzisstische Menschen mit sehr deutlich ausgeprägten und abhängig von der Umgebung (Kontextbedingungen) als problematisch anzusehenden narzisstischen Eigenschaften
- bis hin zu Patienten mit einer klinisch diagnostizierbaren narzisstischen Persönlichkeitsstörung.

An zwei Aspekten können wir den Übergang von der Normalität zur Störung aber festmachen: Das eine ist natürlich die Ausprägung des grandiosen Selbst. Arrogante, ansprüchliche, angeberische, das eigene Selbst inszenierende Auftretensweisen können ein solches Ausmaß annehmen, dass andere Menschen sich zunehmend abwenden. Zum anderen können narzisstische Menschen versuchen, ihren Selbstwert durch Rivalität bzw. »antagonistisches Verhalten« zu erhöhen, nach dem Motto: Wenn ich die anderen Menschen nach unten drücke, stehe ich über ihnen. Diese Strategie geht mit sozial eher unverträglichen Verhaltensweisen wie Dominanz, Abwertung und Aggressivität einher. Sie lässt wenig Platz für Mitgefühl (Empathie) und Interesse an anderen Menschen.

Narzisstische Patienten schenken den Bedürfnissen anderer Menschen kaum Beachtung und verhalten sich ihnen gegenüber distanziert, dominant und arrogant. Und auf Nichterfüllung ihrer Wünsche, auf Kritik oder Misserfolge reagieren sie mit Ärger, Aggression und Abwertung. Je mehr sie aber rivalisieren und andere abwerten, desto häufiger provozieren sie soziale Konflikte, unter denen sie schließlich selbst leiden. Dann fehlt ihnen nämlich die Anerkennung und Bewunderung anderer, ohne die ihr grandioses Selbst einbricht – wodurch sie mit ihrem vulnerablen Selbst in Kontakt kommen.

Die Abgrenzung zwischen gesunden und problematischen narzisstischen Eigenschaften lässt sich somit auf den Punkt bringen: Jede Form des Strebens nach Selbstwert ist gesund, wenn es nicht auf Kosten anderer Menschen geht, nicht mit deren Ausnutzung oder mit deren Abwertung einhergeht und nicht auf eine Außendarstellung von Leistungen und Erfolgen besteht, die nicht der Realität entspricht (dem sogenannten Schein ohne Sein). Eine Selbstdarstellung kann so lange in Ordnung sein, wie die betreffende Person die anderen Menschen nicht nur als Publikum für das eigene Bedürfnis nach Bewunderung benutzt, sondern auch deren Bedürfnisse wahrnimmt und diese zu befriedigen versucht. Hierzu muss sie aber ein ausreichendes Maß an Empathie für die anderen Menschen aufbringen, also gewillt sein, sich mit deren Bedürfnissen und Wünschen zu beschäftigen. Die größere Problematik narzisstischer Patienten besteht somit in ihrer Empathiearmut und ihrer Rivalität samt ihren sozial unverträglichen dominanten und abwertenden Verhaltensweisen. Dadurch kommt es zu Auseinandersetzungen und Zerwürfnissen mit anderen Menschen, was sich dann wiederum negativ auf sie selbst auswirkt (wenn sich etwa Freunde abwenden, Partnerinnen die Beziehung beenden, berufliche Rückschläge sich häufen usw.).

Im psychotherapeutischen Veränderungsprozess geht es nicht zuletzt darum, dass die Patienten die Destruktivität ihrer antagonistischen und konkurrierenden Verhaltensweisen verstehen.

Natürlich kann sich das Leiden narzisstischer Menschen auch in Form einer Depression, einem Burn-out oder einer Suchtproblematik äußern, wenn sie sich nämlich dabei verausgabt haben, ihre narzisstischen Ideale von Erfolg, Reichtum und gesellschaftlicher Position zu verfolgen. Manchmal ist der Anlass für ihr Leiden aber auch der drohende oder reale Zusammenbruch ihres Lügengebäudes, denn ihr grandioses Selbst beruht allzu häufig mehr auf Fantasien oder gar Lügen denn auf realen Erfolgen, Leistungen und Eigenschaften. »Ich bin immer angespannt, immer gestresst, ich kann nie lockerlassen. Denn wenn ich lockerlasse, kann ich ja mittelmäßig sein oder gar einen Fehler machen!«, sagte einmal ein 36-jährige Manager, der mit einem Burn-out zur Therapie kam und dessen extrem hohen Ansprüche an sich selbst und an seine Umwelt unübersehbar waren.

Ein tiefes Verständnis dieser doppelten Selbstwertregulation ist natürlich entscheidend für unsere Beziehungsgestaltung mit narzisstischen Patientinnen und Patienten. Nur mit diesem Wissen können wir nachvollziehen, warum sie sich so schwer damit tun, Nähe und Offenheit zuzulassen und eine reziproke Beziehung mit anderen Menschen einzugehen (eine Beziehung »auf Augenhöhe«). Denn je mehr wir uns ihnen nähern, desto mehr kommen sie mit ihrem vulnerablen Selbst und mit Emotionen wie Scham, Angst, Einsamkeit und Traurigkeit in Kontakt.

Verdeckter Narzissmus

Es gibt narzisstische Patienten und Patientinnen, denen man ihren Narzissmus auf den ersten Blick nicht ansieht. Man spricht hier von dem vulnerablen oder auch verdeckten Typus des Narzissmus (Lammers 2019). Im Gegensatz zu dem bekannteren grandiosen Typus treten die narzisstischen Patienten vom vulnerablen Typus nicht auffallend arrogant, ansprüchlich, angeberisch, aggressiv und dominant auf. Im Gegenteil, sie sind vordergründig eher bescheiden, zurückhaltend, ja manchmal sogar selbstunsicher, sodass wir zunächst kaum an eine narzisstische Störung denken. Doch hinter dieser Fassade hegen sie narzisstische Größenfantasien, glauben, einzigartig und besser als andere Menschen zu sein, und haben eine hohe Anspruchshaltung mit einem chronischen Neid auf andere Menschen. Häufig fühlen sie sich verkannt und schieben die Schuld auf andere, wenn sie erfolglos und ohne Anerkennung bleiben. Und auch wenn sie durchaus Empathie zeigen können, so ist diese eher oberflächlich vorgetragen und wird als wenig echt empfunden.

Diese narzisstischen Eigenschaften verstecken diese Patienten aber vor den Augen ihrer Mitmenschen, weil sie direkter und intensiver mit Schamgefühlen, Ängsten und einem geringen Selbstwertgefühl als grandiose narzisstische Menschen zu kämpfen haben. Und das macht sie extrem verletzlich, vulnerabel. Ihre vordergründige Zurückhaltung dient deshalb einzig und allein dazu, Kritik und Zurückweisung zu vermeiden, die insbesondere schmerzliche Schamgefühle auslösen würden.

BEISPIEL

Ein 26-jähriger Patient kommt mit der Diagnose einer Depression zur Aufnahme. In letzter Zeit habe er insbesondere unter dem Mobbing seiner Kollegen in der Firma gelitten. Sein ganzes Auftreten und seine geschilderte Problematik rufen beim therapeutischen Team zunächst Mitleid hervor. Doch dieser Eindruck ändert sich nach zwei Wochen, als der Patient zunehmend über Nichtigkeiten in Auseinandersetzungen mit seinen Mitpatienten gerät. »Mein Gott, der regt sich aber über alles auf!«, fasst eine Krankenschwester das Geschehen zusammen, und das Wort »Kränkbarkeit« macht die Runde. In der Einzeltherapie ändert sich das Bild ebenfalls merklich, nicht zuletzt aufgrund des abfälligen Tons, mit dem der Patient über seine Arbeitskollegen spricht (»Alles Schwachköpfe!«), und seiner aufreizend selbstgerechten Art, wie er die Situation in der Firma interpretiert (»Natürlich kann mein Chef mich nicht leiden, denn der weiß, dass ich ihm haushoch überlegen bin, und er hat Angst, dass die anderen das auch merken.«).

Bei der Erhebung der Fremdanamnese durch die Schwester des Patienten wird deutlich, dass er schon immer eine extrem hohe Anspruchshaltung bei einer gleichzeitig unrealistischen Einschätzung seiner Leistungen hatte und Konflikte mit anderen Menschen ihn sein ganzes bisheriges Leben begleitet haben.

In der folgenden Tabelle sind die Gegensätze des grandiosen und des vulnerablen Narzissmus aufgelistet.

ABBILDUNG 3

Grandioser und vulnerabler Narzissmusanteil

Grandioser Narzissmus	Vulnerabler Narzissmus
hohes Selbstwertgefühl	niedriges Selbstwertgefühl
grandiose Selbstdarstellung	Schamgefühle, Selbstzweifel
sucht die Bewunderung von anderen	hypervigil und -sensitiv gegenüber möglicher Kritik und Zurückweisung
eher schüchtern und bescheiden auftretend (extravertiert)	arrogant, selbstsicher, ansprüchlich auftretend (introvertiert)
ausgeprägter Empathiemangel	oberflächliche Empathie
verführerisch, in Beziehungen ausbeutend	Abhängigkeit wird nicht ertragen und Partner werden narzisstisch benutzt

Man kann den Unterschied zwischen beiden Typen auch dadurch verdeutlichen, dass man beim grandiosen Typ von dickhäutigen und beim vulnerablen Typ von dünnhäutigen narzisstischen Patienten sprechen könnte. Dickhäutige sind eher introvertiert, geben mit ihren Fähigkeiten und Leistungen an und reagieren auf Kritik arrogant, abweisend und mit Abwertung der anderen. Dünnhäutige hingegen reagieren extrem empfindlich auf jede mögliche Kritik und versuchen diese durch ein eher angepasstes und zurückhaltendes Verhalten zu vermeiden.

Wegen ihrer hohen Kränkbarkeit müssen wir bei Patienten vom vulnerablen Typus wesentlich vorsichtiger mit Konfrontationen oder auch mit Humor im therapeutischen Kontakt sein.

Die meisten narzisstischen Patienten oszillieren allerdings zwischen dem grandiosen und dem vulnerablen Pol, sodass man eher von »Prägnanztypen« sprechen sollte. Unter Einfluss äußerer Faktoren wie Kritik und Misserfolg kann die Grandiosität nämlich schlagartig in eine Vulnerabilität umschlagen. Allerdings können narzisstische Patienten vom vulnerablen Typ bei näherem Kontakt alle Verhaltensmerkmale des grandiosen Narzissmus aufweisen und bei Misserfolg oder Kritik unerwartet aggressiv und abwertend reagieren.

Maligner Narzissmus

Im letzten Kapitel habe ich jene narzisstischen Patientinnen und Patienten zu skizzieren versucht, die wir am häufigsten in Klinik und Praxis sehen und behandeln. Entgegen ihrem schlechten Ruf weisen sie bei einem passenden Beziehungsangebot weniger Schwierigkeiten in der Zusammenarbeit auf als erwartet. Doch gibt es eine Variante des Narzissmus, bei der wir Gefahr laufen, die möglichen Schwierigkeiten in der Zusammenarbeit eher zu unterschätzen, was in einer frustrierenden Pseudotherapie und in unerfreulichen bis hin zu bedrohlichen Situationen münden kann. Es handelt sich hierbei um den sogenannten malignen Narzissmus.

Hierunter versteht man narzisstische Patienten mit dissozialen, paranoiden und aggressiven Persönlichkeitseigenschaften, die sich in ausbeuterischen und manipulativen bis hin zu kriminellen und sadistischen Verhaltensweisen zeigen (Kernberg 2006). Hierbei sind sie aufgrund ihrer ausgeprägten emotionalen Empathiearmut ohne Gewissensbisse und Schuldgefühle. Obwohl narzisstische Patienten vom malignen Typus eher selten sind, sollte man diese schnell als solche identifizieren können, da ihre antisozialen Eigenschaften einen therapeutischen Umgang erheblich erschweren.

EMPATHIE Ihre kognitive Empathie hingegen (die Fähigkeit, sich in andere Menschen hineinzudenken und sich über deren Bedürfnisse und Motive bewusst zu werden, was auch als »Mentalisierung« bezeichnet wird) ist bei ihnen teilweise sogar besser ausgeprägt als bei anderen Menschen. Diese Fähigkeit nutzen sie dafür, die Bedürfnisse und Motive anderer Menschen zu durchschauen, um sie dann besser für ihre Zwecke ausnutzen zu können (professionelle Betrüger weisen häufig diese Kombination an narzisstischen und dissozialen Eigenschaften auf, die sie leider allzu gut hinter einem charmanten und gewinnenden Äußeren zu verbergen wissen).

ANGST UND AGGRESSIVITÄT Auch diese narzisstischen Patienten haben ein vulnerables Selbst, das jedoch eher von einer paranoiden Angst geprägt ist. Sie hegen gegenüber anderen Menschen ein tiefes Misstrauen und unterstellen ihnen eine grundsätzliche Feindseligkeit. Es bedarf von daher wenig, um sie zu kränken und in der Folge intensive Hass- und Rachegefühle auszulösen. Dabei kommt erschwerend ihre Aggressivität hinzu, die sie sowohl gegen andere Menschen als auch in Form von Suizidalität gegen sich selbst richten. In ihrer Beziehung zu anderen Personen gibt es für sie grob gesagt nur (a) »Idioten« (welche sie ausnutzen und nicht weiter beachten), (b) Feinde (die sie bekämpfen) und (c) Idole (welche vollkommen unrealistisch gesehen und zumeist auch sehr schnell wieder fallen gelassen werden).

Patienten mit dieser malignen Form des Narzissmus sehen wir in der Regel nicht in unserer täglichen Praxis, da sie sich nicht wirklich als therapiebedürftig erleben und sich deshalb selten freiwillig in Therapie begeben. In ein therapeutisches Setting begeben sie sich nur dann, wenn sie sich hiervon Vorteile versprechen (wie einen Rückzugsort in der stationären Psychiatrie, wenn ihnen ihre Probleme über den Kopf gewachsen sind). Anders sieht es in der Forensik oder im Gefängnis aus, wo wir diese Patienten regelmäßig antreffen.

BEISPIEL

Da ich nie in der Forensik gearbeitet habe, bin ich nur wenigen Patienten mit einem malignen Narzissmus begegnet. Den einen Patienten werde ich aber nie vergessen, der mit der Diagnose einer Depression zur stationären Aufnahme kam. Dass diese Diagnose nicht zutreffend war, stellte sich bald heraus, denn der Patient war durchweg aktiv und in ausgeglichener Stimmung. Irritierend waren für mich die therapeutischen Gespräche mit ihm, da er auf alle konkreten Fragen ausweichende Antworten gab. Seine Familie? Zurzeit im Ausland lebend und nicht erreichbar. Sein Wohnort? Er befände sich derzeit im Umzug von einer Stadt in die andere und wohne in einem Hotel. Seine Arbeit? Er habe eine Firma, die sich jedoch im Ausland befinde und derzeit umstrukturiert würde. Seine Beschwerden? Er sei depressiv und schon mehrfach deswegen in Behandlung gewesen. Wo? In anderen Städten.

Wohin ich auch griff, ich griff ins Leere. Beeindruckend war seine Reaktion, als ich irgendwann ob dieser ausweichenden Antworten ärgerlich wurde und ihn sicherlich mit genervtem Unterton offen fragte, was er eigentlich von uns wolle. Ganz ruhig und prüfend schaute er mich an, schien kurz über die Situation nachzudenken und antwortete dann: »Ich hätte gerne Ihre professionelle Unterstützung bei der Bewältigung meiner Depression.«

Einige Tage später erreichte uns der Anruf einer Frau, die uns inständig bat, den Patienten auf eine geschlossene Station zu verlegen. Ihren Worten war zu entnehmen, dass es sich offenbar um einen Heiratsschwindler handelte, der, seitdem sie den Kontakt zu ihm abgebrochen hatte, ihr mit Forderungen nach Geld nachstellte, andernfalls werde er sie in der Öffentlichkeit bloßstellen. Zur Polizei zu gehen, traue sie sich nicht, da sie Angst habe, der Patient würde seine Drohungen wahr machen. Konfrontiert mit dieser Aussage, leugnete der Patient alles und verließ noch am gleichen Tag ohne Absprache die Klinik. Im Nachhinein wurde aufgrund dieser Informationen und hier insbesondere aufgrund der dissozialen Verhaltensweisen die Verdachtsdiagnose eines malignen Narzissmus gestellt.

Für uns therapeutisch Tätige ist es entscheidend, Patienten mit einem malignen Narzissmus so rasch wie möglich also solche zu erkennen. Stellen wir anfänglich nicht die richtige Diagnose, dann laufen wir Gefahr, eine ineffektive Pseudotherapie zu beginnen (da der Patient womöglich nie zu einer wirklichen Veränderung motiviert war), von dem Patienten für seine Zwecke ausgenutzt zu werden oder sogar Ziel seiner Aggressionen zu werden, wenn er sich von uns gekränkt oder bedroht fühlt.

Einen malignen Narzissmus ohne Informationen über den bisherigen Lebenslauf und ohne eine belastbare Fremdanamnese zu erkennen ist eine nicht geringe Herausforderung, zumal die Patienten uns gegenüber häufig dissimulierend und manipulativ auftreten. Um frühzeitig die entsprechenden Eigenschaften zu erkennen, sollten wir deshalb auf die folgenden Anzeichen achten:

- Erleben wir den Patienten als gefühlskalt oder gar unterschwellig bedrohlich?
- Haben wir das Gefühl von Unechtheit?
- Fühlen wir uns manipuliert?
- Ist der Patient verschlossen und auffallend misstrauisch?
- Haben wir Schwierigkeiten, die Motivation des Patienten zu verstehen, und sind irritiert ob seines Verhaltens?
- Weist der Patient aggressive Züge auf?

Wer bei einem Patienten auch nur einen geringen Verdacht auf einen malignen Narzissmus hat, sollte bei diesem Patienten auf jeden Fall eine erfahrene Psychiaterin bzw. Psychotherapeutin zur Diagnostik zu Rate ziehen bzw. den Verdacht im Team besprechen.

BEZIEHUNGSGESTALTUNG Die meisten Strategien der Beziehungsgestaltung sind bei Patienten und Patientinnen mit einem malignen Narzissmus fehl am Platz, da diese hierauf kaum einmal positiv reagieren. Der Grund dafür lässt sich aus dem Fallkonzept des Narzissmus ableiten, welches ich bereits vorgestellt habe. > Fallkonzept, Seiten 26 f.

Die meisten narzisstischen Personen verbergen hinter ihrem vulnerablen Selbst adaptive Bedürfnisse nach Kontakt, Akzeptanz und Zugehörigkeit. Doch diese Bedürfnisse können sie aus Angst vor Abwertung, Beschämung und Zurückweisung nicht realisieren. Die daraus wiederum resultierende Frustration führt insbesondere im Rahmen von Krisen zu Leiden und macht sie empfänglich für unser Therapie- und Beziehungsangebot. Narzisstische Patienten sind also grundsätzlich beziehungsfähig und potenziell auch beziehungsmotiviert. Dies sieht bei Patienten mit einem malignen Narzissmus gänzlich anders aus. Bei ihnen sind die adaptiven Beziehungsbedürfnisse so schwach ausgeprägt, dass sie nicht primäres Ziel unseres Beziehungsangebotes sein können. Im Gegenteil, hierauf abzielende Beziehungs»techniken« wie Empathie oder die komplementäre Beziehungsgestaltung lösen bei ihnen kaum positive Gefühle aus. Vielmehr werden sie dieses Verhalten eher als bedrohlich erleben bzw. es uns als Schwäche auslegen und wohlmöglich für ihre Zwecke ausnutzen.

Selbst wenn Patienten mit einem malignen Narzissmus ein vulnerables Selbst haben, so können wir dieses aufgrund ihrer extremen Kränkbarkeit, ihrer paranoiden Eigenschaften, ihrer Aggressivität und ihres Sadismus nur schwerlich thematisieren. Würden wir diese Seite ihrer Persönlichkeit ansprechen oder durch unsere Art der Beziehungsgestaltung aktivieren, dann fielen ihre Reaktionen zumeist negativ, wenn nicht sogar feindselig und aggressiv aus. Eine gute therapeutische Beziehung bedeutet für narzisstische Patienten nämlich eine Form von Abhängigkeit von uns. Schließlich erfüllen wir ja Beziehungswünsche, die sie aus Angst vor Zurückweisung und Beschämung bislang nicht zugelassen haben. Diese Form von Abhängigkeit wird von ihnen aber als extrem bedrohlich erlebt, da sie anderen Menschen aufgrund ihrer paranoiden Anteile grundsätzlich Böswilligkeit unterstellen und eher mit Angst und Wut auf sie reagieren. Je mehr wir ihnen also ein Beziehungsangebot machen, desto misstrauischer und ablehnender werden sie.

BEISPIEL

Eine Sozialarbeiterin aus einer anderen Einrichtung wandte sich mit der Frage an mich, ob sie einen narzisstischen Patienten für eine ambulante Therapie vorstellen könne. Dass sie und nicht der Patient selbst bei mir anrief, irritierte mich zwar, aber ich sagte dennoch zu. Bei dem eine Woche später stattfindenden Gespräch saß mir ein Patient Mitte dreißig gegenüber, der sich eher lässig und wortkarg gab. Stattdessen erzählte mir die ebenfalls anwesende Sozialarbeiterin von seinen vorherigen Klinikaufenthalten und seiner derzeitigen instabilen Lebenslage nach Entlassung aus der Tagesklinik. Jetzt bräuchte ihr Patient eine gute ambulante Psychotherapie. Auf meine Frage an den Patienten bezüglich seiner derzeitigen Situation holte er zu einem längeren Monolog aus, in dessen Mittelpunkt der Bericht von seiner angeblichen Affäre mit seiner tagesklinischen Psychotherapeutin stand. In wortwörtlicher Erinnerung geblieben ist mir seine Bemerkung: »Ich hatte aber bald genug davon und habe mich von ihr getrennt, aber die Arme scheint das echt nicht verkraftet zu haben«, wobei er mich mit einem überlegenen Lächeln direkt anschaute. Dann fuhr er in herablassendem Tonfall in etwa so fort: »Ich glaube, sie hatte Angst, dass ich unsere Affäre in ihrer Klinik publik machen würde.« Als er in der Folge keine greifbaren Therapieziele benennen konnte, beendeten wir das Gespräch ohne weitere Absprachen.

Wer auf einen Patienten mit einem malignen Narzissmus trifft, sollte unbedingt die folgenden Punkte beachten:

- Stellen Sie die Sinnhaftigkeit einer Behandlung infrage, wenn Sie sich nicht in einem spezialisierten Setting befinden (etwa Forensik oder Spezialabteilung für Persönlichkeitsstörungen).
- Treffen Sie eine realistische Einschätzung bezüglich der Motive, warum der Patient sich in Therapie begeben hat. In der Regel finden sie keine Motive, die tragfähig für eine Psychotherapie sind.
- Fragen Sie sich, ob Sie sich persönlich für den therapeutischen Kontakt mit diesem Patienten befähigt fühlen.
- Bleiben Sie im ständigen Austausch mit anderen Psychiatern bzw. Psychotherapeuten, am besten in Form einer Supervision.
- Verzichten Sie weitgehend auf einfühlsame und allzu persönliche Elemente der Beziehungsgestaltung, insbesondere auf eine allzu ausgeprägte Empathie und komplementäre Beziehungsgestaltung.

- Treten Sie in der Beziehung zum Patienten klar und bestimmend auf.
- Konfrontieren Sie den Patienten eher mit dessen dysfunktionalen Verhaltensweisen, als dass Sie ihm zuvorderst mit Empathie und Validierung begegnen.
- Gestalten Sie die Therapie mit klaren Regeln und Konsequenzen, die von Ihnen auch eingehalten werden. Unsicherheit, Kompromisse, Nachgiebigkeit werden von den Patienten als Schwäche ausgelegt und ausgenutzt.

Natürlich stellt eine therapeutische Hilflosigkeit weder uns noch den Patienten zufrieden, dennoch muss man einer fehlenden Behandlungsoption, wenn diese denn gegeben ist, ins Auge sehen. Oft sind Patienten mit einem tatsächlich malignen Narzissmus auch nicht wirklich therapiemotiviert, sodass man ihnen bei einer Absage auch keine »erwiesenermaßen« wirksame Therapie vorenthält. Selbst in einem intensiven und langjährigen forensischen Behandlungssetting lassen sich vorzeigbare Erfolge selten nachweisen, und wenn, dann weniger durch psychotherapeutische Interventionen, sondern eher durch die Anpassung des Patienten an ein sehr restriktives Setting.

Wie geht es narzisstischen Patienten mit uns?

Für narzisstische Patienten bedeutet es oftmals bereits eine »Niederlage«, einen Arbeitskollegen um Unterstützung bei einer Aufgabe zu bitten, sich von einem Freund beraten zu lassen oder ihrer Partnerin Probleme und Schwächen zu offenbaren. Aber das ist noch gar nichts, verglichen mit der Vorstellung, sich hilfesuchend an eine Psychotherapeutin zu wenden oder sich in einer psychiatrisch-psychosomatischen Klinik helfen zu lassen.

BEISPIEL

Ein Patient, der an einer beruflichen Fortbildung teilgenommen hatte, berichtete anschließend: »Das war echt albern, was der Kursleiter erzählt hat. Eigentlich hätte ich besser da vorne stehen müssen als diese Dumpfbacke!« Er konnte es einfach nicht ertragen, sich in der Rolle eines Teilnehmers zu befinden, die sich für ihn wie die Rolle eines Schülers anfühlte, und konnte hierauf nur mit Abwertung des Kursleiters reagieren.

Einem anderen Menschen von den eigenen Schwächen und Problemen zu berichten und darüber hinaus auch noch um Hilfe zu bitten, das ist für narzisstische Patientinnen und Patienten das genaue Gegenteil von dem, wie sie sich den Kontakt zu anderen Menschen vorstellen. Für sie kommt dies einer beschämenden Niederlage gleich, und es nimmt nicht wunder, wenn sie uns therapeutisch Tätigen mit Anspannung und höchst ambivalenten Gefühlen begegnen.

SPRACHE Viele Patienten reagieren allein auf bestimmte Begriffe aus dem therapeutischen Kontext allergisch, da diese in ihrem Empfinden Schwäche und Hilfebedürftigkeit signalisieren. So mögen sie oftmals nicht den Begriff einer »Therapie« und tun sich leichter mit dem Begriff »Coaching«. Ein Patient von mir schüttelte sich förmlich, als ich von seinen »Bedürfnissen« sprach, und schlug vor, dass wir vielmehr den Begriff »Sehnsüchte« verwendeten.

Wir psychiatrisch Tätigen sollten bei unserer Wortwahl darauf achten, ob der Patient die Begrifflichkeit akzeptieren kann oder eher aversiv darauf reagiert.

Die therapeutische Beziehung stellt eine große Nähe zwischen zwei Menschen her, eine Nähe, die narzisstische Patienten grundsätzlich zu vermeiden versuchen, da ansonsten ein anderer Mensch einen Blick hinter ihre grandiose Fassade werfen kann – eine Fassade, hinter der sich ihr vulnerables Selbst befindet, das eben nicht besonders und einzigartig ist, sondern in für sie bedrohlicher Art und Weise normal, mittelmäßig oder gar mit Gefühlen wie Scham, Einsamkeit und Hilflosigkeit behaftet ist. Hierdurch erklärt sich, dass sie nicht nur nach Besonderheit, Einzigartigkeit und Überlegenheit streben, sondern immer auch nach Distanz und Kontrolle. Und genau dieses Bedürfnis nach Distanz und Kontrolle wird durch das therapeutische Setting zunächst einmal massiv frustriert.

BEISPIEL

Ein Patient hatte keine engen Freunde, da er die direkte Eins-zu-eins-Begegnung mit einem anderen Menschen grundsätzlich vermied. »Party machen, auf ein Konzert gehen, mit vielen Leuten etwas unternehmen, da bin ich immer mit dabei. Ich bin dann derjenige, der dafür sorgt, dass es ein ganz besonderer Abend wird. Aber ich würde mich nie mit einem Kumpel allein auf ein Bier treffen! Denn dann entsteht so eine komische Atmosphäre der Vertrautheit, und es kommen persönliche Fragen, wie es mir geht und wie es mit meiner Freundin läuft. Solche Fragen machen mich echt hilflos!«

Die typischen Einstellungen narzisstischer Patienten, die es ihnen grundsätzlich schwermachen, sich von uns helfen zu lassen:

- »Ich will kompetenter und schlauer als die anderen sein!«
- »Ich will besonders und einzigartig sein!«
- »Ich will von den anderen bewundert werden!«
- »Ich darf keine Schwächen zeigen!«
- »Ich will nichts mit Gefühlen zu tun haben!«
- »Ich will die Kontrolle über alles behalten!«
- »Ich will die anderen auf Distanz halten!«

Zusammengefasst begeben sich narzisstische Patientinnen und Patienten demnach durch den Kontakt zu uns in einen nur schwer aufzulösenden Beziehungskonflikt:

- Sie befinden sich aus ihrer Sicht in der Position eines Hilfebedürftigen und müssen ihre Probleme, Schwächen und Unsicherheiten offenbaren.
- Sie erleben einen Kontrollverlust, weil sie sich von einem anderen Menschen helfen lassen müssen.
- Ihr Bedürfnis nach Überlegenheit wird durch uns therapeutisch Tätige, die wir keine eigenen Probleme thematisieren und darüber hinaus ihnen Hilfe geben können, zutiefst frustriert.
- Keine Art des Kontaktes ist so sehr dazu angetan, sich von jemandem durchschaut und entlarvt zu fühlen, wie die therapeutische Beziehung. Allein durch den Kontakt mit uns therapeutisch Tätigen erleben die Patienten ihr vulnerables Selbst und Emotionen wie Scham, Angst und Hilflosigkeit.
- Sie haben Angst, von uns Vorwürfe bezüglich ihrer narzisstischen Verhaltensweisen zu bekommen.
- Zur Selbstwertstabilisierung können sie nicht in dem üblichen Maße auf ihre narzisstischen Verhaltensweisen zurückgreifen, denn schließlich wollen sie von uns Hilfe bezüglich ihrer Probleme erfahren und können deshalb die Beziehung mit uns nicht riskieren.
- Bei den Patienten kann auch Neid auf uns entstehen, da wir in ihrem Erleben stärker sind als sie und ihnen helfen können, oder Neid darauf, dass wir etwas besser können als sie (etwa Beziehungen stabil gestalten).
- Selbst wenn die Therapie gut läuft, kann hierdurch eine Angst vor einer Abhängigkeit von uns entstehen, die ihr Bedürfnis nach Autonomie und Dominanz bedroht.

- Außerdem stellt sich für sie die Frage, ob sie für uns nur ein »Fall« sind und wir sie nach »Schema F« behandeln. Diese Vorstellung ist für sie zutiefst kränkend, denn es frustriert ihr Selbstverständnis als jeweils einzigartiger, besonderer Mensch.

Die therapeutische Situation als solche ist für narzisstische Patienten also bereits eine Kränkung, das heißt, sie reagieren mehr oder minder mit einer Mischung aus Angst, Scham und Ärger auf uns und die Situation. Deshalb liegt es zu einem nicht zu unterschätzenden Anteil an uns und unserem Beziehungsangebot, ob sie sich trotz ihrer Ambivalenzen in der Beziehung mit uns so sicher und wohl fühlen können, dass sie mehr Vor- als Nachteile in der Therapie sehen.

Fragen Sie sich weniger, ob Ihr narzisstischer Patient motiviert ist, sondern fragen Sie sich, mit welchem Beziehungs- und Therapieangebot Sie ihm die Mitarbeit erleichtern können.

ÜBERTRAGUNGSREAKTION Es ist immer wieder erstaunlich und beeindruckend, wie narzisstische Patienten auf uns reagieren. So werden sie sich uns gegenüber oftmals so verhalten, als stellten wir für sie eine Bedrohung dar, als wären therapeutisch Tätige für sie nicht gut genug. Diese oftmals stereotypen Verhaltensweisen können eine »Übertragung« sein. Hierunter versteht man Erlebnis- und Verhaltensweisen, die sich in prägenden Erfahrungen mit früheren Bezugspersonen herausgebildet haben und in gegenwärtigen Beziehungen weiterhin aktiv sind (Körner 2018). Die betreffende Person hat demnach zentrale Konflikte aus früheren Entwicklungsphasen nicht (bewusst) verarbeitet.

Vielmehr haben diese Konflikte in unbewussten Erlebnis- und Verhaltensweisen ihren Niederschlag gefunden, die – ungeachtet, wie sich die andere Person verhält – quasi automatisch ablaufen. Die Patientinnen reagieren auf uns bzw. andere gegenwärtige Personen unbewusst so, wie sie es als Kind bzw. Heranwachsende bei ihren damaligen Bezugspersonen gelernt haben. Wenn sie beispielsweise von ihren Eltern beschämt wurden, dann erleben sie auch im Kontakt mit uns Gefühle von Scham, selbst wenn wir objektiv gesehen hierzu keinen Anlass bieten. Und wie schon bei ihren Eltern bewältigen sie die Schamgefühle zum Beispiel mit Distanzierung oder einem arroganten und abwertenden Verhalten. Ihr Erleben einer Beziehung und das entsprechende Verhalten beziehen sich also nicht auf uns als gegenwärtige Personen, da wir keine abwertende, beschämende Haltung ihnen gegenüber einnehmen. Wollen wir ihr Verhalten verstehen, dann müssen wir ihre vergangenen Beziehungserfahrungen kennen. > Übertragungen, Seiten 47 f., 129 ff.

Unsere Reaktion auf narzisstische Patienten

In der Zusammenarbeit mit narzisstischen Patienten und Patientinnen sehen wir uns mit Verhaltensweisen konfrontiert, die erst einmal auch bei uns unmittelbar negative Reaktionen auslösen. Diese machen es zur Herausforderung, eine empathische, wohlwollende und fürsorgliche Haltung einzunehmen. Immer wieder werden wir erleben, wie sich die Patienten uns gegenüber überheblich, ansprüchlich, abwertend, unempathisch, dominant, aber auch idealisierend verhalten. Und natürlich besteht die Gefahr, dass wir untherapeutisch auf diese Verhaltensweisen regieren, etwa:

- konfrontierend (»Kein Wunder, dass Ihre Frau sich von Ihnen getrennt hat.«, »Ihr Verhalten ist wirklich unsozial.«);
- zurechtweisend (»Sie werden hier nicht bevorzugt behandelt.«);
- ablehnend (wenn wir versuchen, uns darum zu drücken, einen narzisstischen Patienten zu therapieren);
- ärgerlich (»Ich fand Ihr Verhalten in der Gruppentherapie wirklich störend.«);
- dominierend (»Sie wollen etwas von mir und nicht ich von Ihnen.«);
- rigide (»Wenn Ihnen unser therapeutisches Angebot nicht zusagt, dann müssen Sie sich eine andere Therapie suchen.«);
- neidisch (wenn uns eine sehr erfolgreiche Geschäftsfrau Einblick in ihren Reichtum und ihr luxuriöses Leben gibt);
- gelangweilt (wenn der Patient uns nur als Publikum für seine Erzählungen benutzt);
- unterwürfig (wenn der Patient sehr dominant auftritt);

- kompetitiv (wenn wir zeigen wollen, dass wir besser sind als der Patient);
- hämisch-strafend (»Dass Ihre Kollegen nicht mehr mit Ihnen sprechen, ist eben die Quittung für Ihr Verhalten.«).

Diese Reaktionen liegen angesichts des Verhaltens der Patienten zwar oftmals nahe und sind rein menschlich gesehen nachvollziehbar, gleichwohl sind sie untherapeutisch. Sie verhindern, dass wir eine tragfähige Beziehung aufbauen können. Wollen wir mit narzisstischen Patienten erfolgreich zusammenarbeiten, dann müssen wir uns einen Umgang mit unserer eigenen Person und unseren Reaktionen erarbeiten, der es uns ermöglicht, auf ihr Problemverhalten nicht so zu reagieren, wie wir es bei Personen aus unserem Privatleben tun würden. Dazu gehört auch, dass wir unsere interaktionellen Bedürfnisse und Motive und die entsprechenden Beziehungsmuster so gut kennen, dass diese nicht automatisch aktiviert werden und in möglicherweise untherapeutischen Handlungen münden.

GEGENÜBERTRAGUNGEN Wenn unsere (untherapeutischen) Reaktionen auf eigene frühere Beziehungserfahrungen zurückzuführen sind, dann kann man nach dem tiefenpsychologischen Verständnis von einer Gegenübertragung sprechen. Dabei muss unser unreflektiertes Verhalten im Sinne einer Gegenübertragung gar nicht einmal negativ ausfallen. Wir können auch aufgrund unserer früheren Beziehungserfahrungen anfällig dafür sein, untherapeutisch positiv zu reagieren. Ein typisches Beispiel hierfür ist die sogenannte narzisstische Kollusion, die zentrale Konflikte aus früheren seelischen Entwicklungsphasen bei beiden Beziehungspartnern zur Grundlage hat. So kann der narzisstische Partner bewundert werden wollen, während seine eher selbstunsichere Partnerin ihn gern bewundert und idealisiert, da sie hierdurch selbst an Bedeutung und Selbstbewusstsein gewinnt und damit ihr Selbstwertgefühl stabilisiert. Solche narzisstischen Kollusionen kommen durchaus auch im therapeutischen Setting vor.

BEISPIEL

Die junge Ergotherapeutin hat in ihrer Kindheit viel Abwertung und emotionale Vernachlässigung erfahren. Diese Erfahrung hat ihre Persönlichkeit geprägt, sodass sie sich auch noch als Erwachsene häufig minderwertig und unzulänglich fühlt. Umso mehr hat sie den Wunsch, von anderen Menschen gemocht und wertgeschätzt zu werden. Deshalb reagiert sie mit Stolz und Freude, als ihr ein narzisstischer Patient, der ein nicht unbedeutender Lokalpolitiker ist, sehr persönlich, vertrauensvoll und interessiert begegnet. Schnell glaubt sie, einen viel tieferen und intensiveren Kontakt als die anderen Teammitglieder zu ihm gefunden zu haben. Als sie im Verlauf ohne Absprache den Patienten zu Einzelterminen trifft, in denen sie ihm bei seinen Beziehungsproblemen zu helfen versucht, wird ihr dies in der Teamsupervision kritisch zurückgemeldet.

Wenn wir also unsere interaktionellen Bedürfnisse und Motive und die entsprechenden Beziehungsmuster nicht hinreichend verstanden und bearbeitet haben, besteht die Gefahr, dass wir diese unreflektiert erleben und ausleben. Zu diesen unreflektierten persönlichen Reaktionen gehören nicht zuletzt auch narzisstische Einstellungen, die in abgeschwächter Form denen unserer Patientinnen gleichen:

- ein Streben nach Perfektion (»Ich muss jedem Patienten helfen können.«);
- eine Überschätzung unserer Person und unserer Fähigkeiten (»Ich kann dem Patienten besser helfen als alle anderen.«);
- starke Verlassenheitsängste (»Mein Patient darf sich nicht von mir abwenden.«);

- Sehnsucht nach Bewunderung und Anerkennung (»In den Augen meines Patienten muss ich die beste Therapeutin, Krankenschwester, Ergotherapeutin oder Sozialarbeiterin sein.«);
- Empfindlichkeit in Bezug auf Kritik (»Mein Patient muss mich immer mögen.«).

Infolge solcher Reaktionen würden wir unsere eigenen therapeutischen Fähigkeiten überschätzen und die irreführende Auffassung entwickeln, der Therapieerfolg hinge allein von uns ab. Die Patienten jedoch könnten sich gleichzeitig zurücklehnen und ihre passive Heilserwartung weiter pflegen. Und wir würden bewusst oder unbewusst bestimmte therapeutische Interventionen unterlassen, bei denen wir Kritik befürchten. Käme dann früher oder später der unvermeidbare Umschwung aufseiten des Patienten in Form von Kritik und Abwertung (»Ich bin jetzt wirklich enttäuscht von Ihnen. Da habe ich mir sehr viel mehr von Ihnen erhofft!«), reagierten wir umso gekränkter (»Vielleicht wollen Sie sich eine andere Therapeutin suchen?«).

Unsere unreflektierten Bedürfnisse verführen uns dann oftmals zu untherapeutischen Reaktionen, zum Beispiel wenn wir auf Kritik eines Patienten mit Frustration oder wenn wir infolge aggressiver Impulse reagieren, wie aus dem nächsten Fallbeispiel zu ersehen ist.

BEISPIEL

Ein neuer Patient kam auf die Station, und zwar aufgrund einer beruflichen Krise mit Suizidgedanken. Am dritten Tag berichteten mir die Mitglieder des Pflegeteams, wie herablassend und abwertend sie von ihm behandelt würden. So würde er ihnen Befehle erteilen, wo andere Patienten vielleicht eine Bitte äußerten. Und auf ihre therapeutischen Vorschläge bezüglich cotherapeutischer Angebote habe er ihnen einen Vogel gezeigt mit den Worten: »Das könnt ihr den anderen Deppen hier anbieten, aber nicht mir!« Unerfahren und unreflektiert stellte ich den Patienten beim nächsten Einzelgespräch zur Rede, und das mit durchaus deutlichen Worten. Nachdem ich geendet hatte, schaute er mich leicht spöttisch an und sagte: »Sie sind ja richtig aufgeregt, Herr Lammers! Was ist denn los mit Ihnen?« Und, ja, er hatte mit dieser Bemerkung recht, denn ich war aufgeregt, um nicht zu sagen erbost.

Aber nicht nur, dass wir eine natürliche Neigung zum untherapeutischen Handeln haben, je weniger wir uns selbst und unsere Bedürfnisse kennen und reflektieren, desto stärker kann sie ausfallen. Viele narzisstische Patienten haben auch einen guten Instinkt für unsere Schwachstellen und nutzen diese mitunter aus. Dabei kommt ihnen zugute, dass sie zwar über ein geringes Mitgefühl verfügen (emotionale Empathie), sich jedoch umso besser in andere Menschen hineindenken können (kognitive Empathie). Ihre kognitive Empathie ist deswegen so gut ausgebildet, weil diese ihnen hilft, andere so zu beeinflussen, dass diese ihnen genau das geben, was sie von ihnen brauchen: Bewunderung, Zustimmung, Unterstützung, Zugang zu »besseren« Kreisen bis hin zu Geld und anderen materiellen Werten. Haben sie dann unsere Schwachstellen entdeckt, versuchen sie diese durch Manipulation gezielt für sich auszunutzen (»Sie scheinen eine der besten Therapeutinnen zu sein, zumindest wenn man der Meinung meiner Hausärztin Glauben schenkt.«). Lassen wir uns zum Beispiel durch solche Komplimente schmeicheln, vielleicht aus einem unreflektierten Bedürfnis nach Aufmerksamkeit und Lob, besteht die Gefahr, dass wir uns in eine Abhängigkeit von der entsprechenden Reaktion der Patienten begeben.

Ein Fehler wäre es also, die Ursache für unsere negativen Reaktionen immer nur bei den Patienten zu suchen, ihnen gewissermaßen die Schuld hieran zu geben. Nicht selten müssen wir uns vielmehr mit der Frage auseinandersetzen, warum wir so heftig auf ein bestimmtes Verhalten reagieren. Diese Frage ist umso wichtiger, als auch die gesunden Persönlichkeitsanteile narzisstischer Patienten für uns provozierend und aversiv wirken können, wenn wir nicht mit unseren eigenen narzisstischen Bedürfnissen einen guten Umgang gefunden haben.

Wenn wir mit narzisstischen Patienten zusammenarbeiten wollen, müssen wir uns insbesondere mit unserer eigenen Unsicherheit, Kränkbarkeit, mit Minderwertigkeitsgefühlen, aber auch Größenfantasien kritisch auseinandersetzen.

Um ein gutes Beziehungsangebot zu machen, reicht es aber nicht aus, unsere negativen Reaktionen im Griff zu haben. Wir müssen vielmehr in der Lage sein, den Patienten gegenüber Sympathie, Wertschätzung und Empathie aufzubringen. Dies kann gar nicht genügend betont werden, denn eine gute affektive Beziehung kann nur durch das Erleben von positiven Gefühlen entstehen und nicht allein durch die Vermeidung negativer Gefühle. > Affektive Beziehung, Seiten 56 f., 126

Die therapeutische Allianz

Bei Patientinnen und Patienten mit einer Persönlichkeitsstörung im Allgemeinen und einer narzisstischen Persönlichkeitsstörung im Speziellen müssen wir uns im Vergleich mit anderen Patientengruppen viel intensiver mit der therapeutischen Beziehungsgestaltung beschäftigen. Hierbei können zwei Ansatzpunkte voneinander unterschieden werden, auch wenn diese miteinander verzahnt sind (siehe Abbildung 5). Es existieren allgemeine Aspekte der Beziehungsgestaltung, die grundsätzlich im Therapieprozess zur Anwendung kommen und den Patienten helfen sollen, sich auf eine Therapie einzulassen und motiviert am Veränderungsprozess mitzuarbeiten. Diese allgemeinen Aspekte der Beziehungsgestaltung werden als »therapeutische Allianz« bezeichnet (dazu auch LAMMERS 2017). Diese therapeutische Allianz, um die es in diesem Kapitel geht, soll den Patienten helfen, eine Patientenrolle einzunehmen, die von den folgenden Verhaltensweisen geprägt ist (SCHULTE 1996):

- Therapienachfrage (im Gegensatz zum Therapieabbruch),
- Mitarbeit (im Gegensatz zum Widerstand),
- Selbstöffnung (im Gegensatz zum Sichverschließen),
- Erprobung neuer Verhaltensweisen (im Gegensatz zum Verharren in einer Vermeidungshaltung).

Es wäre ein Fehler, zu glauben, dass man erst eine gute therapeutische Beziehung aufbauen müsste, bevor man an konkreten Problemen arbeiten kann. Die therapeutische Beziehung gewinnt auch und insbesondere durch Behandlungserfolge an Qualität, weshalb wir

den Patienten insbesondere zu Beginn der Therapie durch entsprechende Interventionen frühe Fortschritte ermöglichen sollten.

Über die allgemeinen Aspekte hinaus gibt es spezifische Techniken der Beziehungsgestaltung, die nur in bestimmten Situationen zum Einsatz kommen, dann aber im Mittelpunkt des therapeutischen Prozesses stehen, da sie unmittelbar auf eine Veränderung aufseiten der Patienten abzielen. Hierzu kann man Techniken zählen wie:

- die komplementäre Beziehungsgestaltung,
- die kontingente persönliche Rückmeldung,
- die therapeutische Selbstenthüllung und
- die Arbeit an Übertragungsprozessen.

Diese Techniken der Beziehungsgestaltung beschränken sich aber auf das Setting einer Psychotherapie mit einer langfristigen und intensiven Beziehung zwischen Therapeuten und Patienten und bedürfen eingehender Kenntnisse der störungsspezifischen psychotherapeutischen Strategien und Ziele. > Beziehungsgestaltung, Seiten 37, 87, 109 f.

Ich möchte an dieser Stelle aber vor einem übertriebenen Ehrgeiz und Perfektionismus hinsichtlich der Beziehungsgestaltung warnen. Keine Beziehungsgestaltung kann (und dürfte) jemals perfekt sein. Würden wir eine solche Vorstellung von Perfektion hegen, dann setzten wir uns hierdurch unter einen destruktiven Druck, denn wir würden wie die Patienten ein narzisstisches Ideal der Überlegenheit und Unangreifbarkeit verfolgen. Außerdem wären wir für die Patienten ein denkbar schlechtes Modell für ihren Veränderungsprozess, denn genau dieses Streben ist Teil ihrer narzisstischen Problematik.

ABBILDUNG 4

Wirkweisen der therapeutischen Beziehung

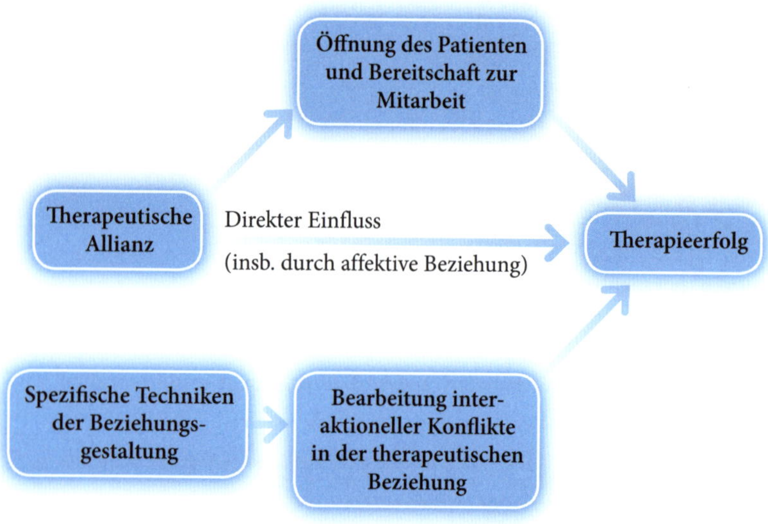

COPING-MODELL Wir sollten also nicht als »Mastery-Modell« (Perfektionsmodell) in Erscheinung treten, denn dieses würde die Patienten daran hindern, sich uns gegenüber mit ihrer vulnerablen Seite zu öffnen. Vielmehr sollten wir uns als Coping-Modell (Bewältigungsmodell) verstehen, das heißt, wir sind nicht perfekt, aber wir können unsere Schwächen und Unsicherheiten aushalten, unsere Probleme bewältigen und müssen nach außen keine perfekte Fassade präsentieren. Dies ist für uns keine geringe Herausforderung, denn hierzu müssen wir zufrieden mit uns selbst und so selbstbewusst sein, dass wir zu unseren Unzulänglichkeiten und Schwächen stehen können. Damit erst erfüllen wir die Funktion eines positiven Modells für das, was unsere narzisstischen Patientinnen und Patienten lernen müssen:

sich selbst und andere Menschen auch mit aller Mittelmäßigkeit, mit allen Niederlagen, Schwächen und Fehlern anzunehmen.

Die therapeutische Allianz kann man nach Edward S. BORDIN (1979) mit drei Punkten charakterisieren:

Übereinstimmung in Zielen Welche Veränderungen möchte der Patient mit unserer Hilfe erreichen? Woran wird sich der Erfolg der Therapie für ihn spürbar zeigen?

Wir geben dabei den Patienten keine Ziele vor, auch wenn sie dies von uns eventuell erwarten (»Sie sind doch Therapeutin. Dann müssen Sie doch wissen, was mir hilft!«). Konkrete und selbstbestimmte positive Ziele sind der Anker in der Therapie narzisstischer Patienten, da sich aus ihnen ein wesentlicher Teil ihrer Motivation und ihrer Selbstverantwortung ergibt. Aber neben den generellen Zielen einer Therapie sollten wir uns im Alltag einer stationären Therapie mit den Patienten auch immer wieder darüber austauschen, was das Ziel einer bestimmten Intervention für sie sein kann bzw. sein soll, was beispielsweise ein Patient in der Ergotherapie erreichen möchte oder was sein Ziel in einer psychotherapeutischen Stunde sein soll.

Sich zusammen mit den Patienten die Zeit zu nehmen, um eine befriedigende Antwort auf diese Frage zu finden, ist Ausdruck eines guten Beziehungsangebotes. Und eine befriedigende Antwort auf die Frage nach dem Ziel wird mit Sicherheit ihre Motivation zur Mitarbeit steigern, zumal narzisstische Patienten von Natur aus sehr zielorientiert sind (»Was bringt mir das?«). Natürlich müssen wir therapeutisch Tätigen mit dem jeweiligen Ziel auch einverstanden sein, schließlich handelt es sich um eine gemeinsame Zielfindung, und es gibt sicherlich Ziele, denen wir nicht zustimmen können und sollten (wenn ein Patient etwa von uns erwartet, dass wir ihm dabei helfen, seine Frau oder Mitarbeiter zu manipulieren).

Übereinstimmung in den Aufgaben Den gleichen offenen Umgang und die gemeinsame Festlegung wie bei den Zielen der Therapie sollten wir auch in Bezug auf die Art und Weise haben, wie die Patienten diese Ziele erreichen können. Schließlich unterscheiden sie sich in ihren Ressourcen, Neigungen und Wünschen, sodass sich die Frage stellt, welche therapeutischen Techniken und Interventionen für den individuellen Patienten jeweils hilfreich und attraktiv sind. Während der eine Patient ein großes Bedürfnis nach Klärung seiner Kindheitserlebnisse hat, erlebt ein anderer dieses Vorgehen als wenig hilfreich und würde viel lieber neue Verhaltensweisen ausprobieren (wobei das eine das andere nicht ausschließen muss). Eine ständige Abstimmung darüber, was das beste Vorgehen ist, hat einen sehr positiven Einfluss gerade auf narzisstische Patienten, die ein hohes Kontrollbedürfnis haben.

Eine affektive Beziehung Als dritter Aspekt der therapeutischen Allianz kommt die affektive Beziehung zwischen uns und den Patienten ins Spiel. Fühlen sie sich von uns unterstützt und verstanden? Können sie uns vertrauen? Geben wir ihnen Hoffnung? Fühlen sie sich im Kontakt mit uns kompetent und geschätzt? Wir können als therapeutisch Tätige noch so versiert in unserem jeweiligen Therapieangebot sein, wenn wir es nicht schaffen, eine spürbar positive affektive Beziehung mit den Patientinnen und Patienten herzustellen, werden diese von unserem Angebot kaum profitieren können (und wollen!).

Studien haben gezeigt, dass wir die Effektivität unseres therapeutischen Angebotes unterstützen können, indem wir unseren Patienten in gewissen Abständen die folgenden Fragen stellen, die sich auf die drei Aspekte der therapeutischen Allianz beziehen:

- Haben Sie den Eindruck, dass Sie Ihrem Ziel durch die Therapie näher kommen?

- Ist die Art und Weise, wie wir an Ihrem Problem arbeiten, für Sie passend?
- Fühlen Sie sich von mir verstanden und unterstützt?

Wir unterstreichen damit unsere kooperative Haltung und bekommen unter Umständen ein wichtiges Feedback.

Diese drei Komponenten beeinflussen sich natürlich wechselseitig (siehe Abbildung 5). Stimmt zum Beispiel die affektive Beziehung, dann ist der Patient eher bereit, auch unangenehme Aufgaben durchzuführen. Ebenso wirkt sich eine gute Übereinstimmung in Zielen und Aufgaben positiv auf die affektive Beziehung aus, denn wir folgen ja seinen Wünschen in der Therapie.

ABBILDUNG 5

Die therapeutische Allianz

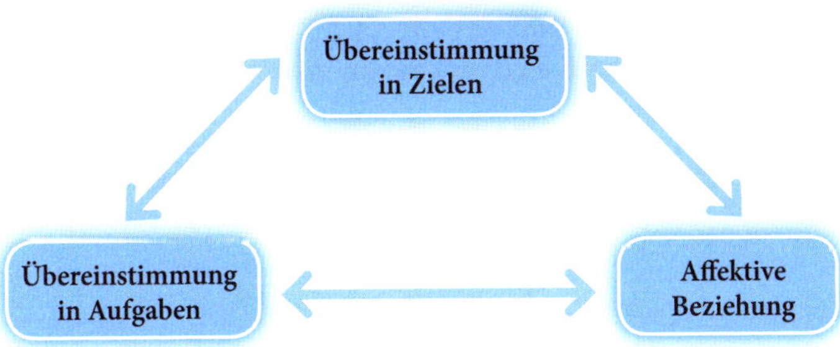

Nun sind bei narzisstischen Patienten die drei Aspekte der therapeutischen Allianz nicht so einfach zu befriedigen wie bei anderen, denn:

- sie haben ein großes Bedürfnis nach Respekt und Anerkennung,
- wollen etwas Besonderes sein,
- wollen sich als kompetent erleben,
- wollen Kontrolle über sich und ihre Umwelt haben,

- reagieren auf Kritik und Konfrontation mit Ärger oder Rückzug,
- haben kein ausgeprägtes Bedürfnis nach Bindung.

Ich möchte im Folgenden anhand dreier Themengebiete ganz konkrete Wege der Beziehungsgestaltung erläutern, die dazu geeignet sind, eine tragfähige therapeutische Allianz aufzubauen. Hierbei handelt es sich darum:

- mit den Patienten eine *kooperative Beziehung* zu etablieren,
- ihre *Ressourcen* so ausgiebig wie möglich zu aktivieren und
- ihnen gegenüber eine *interessierte und empathisch-validierende Haltung* einzunehmen.

Kooperative Beziehung

Sich anderen Menschen unterlegen zu fühlen gehört für narzisstische Patienten und Patientinnen zu den aversivsten Erfahrungen. Dieses Gefühl stellt sich automatisch ein, wenn sie sich in Therapie oder erst recht in eine psychiatrische Hilfe begeben. Eine therapeutische *Behandlung* (im wörtlichen Sinne) wäre für sie demnach die Erfahrung des Unterlegenseins, denn sie werden ja von jemand anderem *behandelt,* was bedeutet, dass die Handlungsgewalt nicht mehr bei ihnen selbst liegt. Sie müssten passiv die Behandlung über sich ergehen lassen, so wie bei einer chirurgischen Operation.

Doch Passivität ist für narzisstische Patienten keine attraktive Option, denn sie sind von Natur aus eher aktiv und handlungsbestimmend (was auch in dem Begriff des »Machers« zum Ausdruck kommt). Wenn also die klassische Form einer »Behandlung« für narzisstische Patienten kaum Aussicht auf Erfolg hat, sie allein aber nicht über den Therapieverlauf bestimmen können, dann bleibt nur eine kooperative Beziehung als Grundlage für eine Therapie übrig. Bei einer kooperativen Beziehung teilen wir die Kontrolle über die Therapie, deren Ziele und deren Ablauf mit den Patienten. Wir geben zwar Anregungen und machen Vorschläge, können Bedenken äußern, aber wir lassen sie immer wissen und spüren, dass nur wir gemeinsam über die Ziele und den Ablauf entscheiden können.

Eine kooperative Beziehung beginnt bereits mit der gemeinsamen und transparenten Zielfindung. Von Beginn der Therapie an sollten die Patienten entscheiden, welche positiven Ziele sie mit der Therapie anstreben (zumeist sind dies stabilere Beziehungen und mehr Freude an Aktivitäten, die nichts mit Leistung und Macht zu tun haben). Natürlich mögen wir therapeutisch Tätigen manchmal glauben, dass wir genau wüssten, welche Ziele mit welchen Techniken bzw. Interventionen für den individuellen Patienten am besten zu erreichen wären. Aber was hilft es uns, wenn dieser unsere Sicht nicht teilt bzw. er sich hierdurch bevormundet fühlt? Wenn wir es schaffen, wirklich interessiert daran zu sein, was sich der einzelne Patient von der Therapie verspricht und was für konkrete Ziele er dabei verfolgt, dann geben wir ihm damit zu verstehen:

- Sie sind wichtig!
- Ich bin für Sie da!
- Ich höre auf Sie!
- Sie haben eine Kontrolle über den Verlauf der Therapie!

Sich zu verändern macht mehr Spaß als verändert zu werden. Deswegen sollten wir psychiatrisch Tätigen uns eher als Begleiter einer Veränderung verstehen denn als Anleiter.

Die klare Zieldefinition hat aber auch noch eine weitere Bedeutung für die Therapie und die therapeutische Beziehung. Aus den von ihnen mitbestimmten Zielen ergibt sich für die Patienten nämlich auch die Selbstverpflichtung, in der Therapie mitzuarbeiten. Schließlich wollen sie hierdurch etwas für sich erreichen. Diese Selbstverpflichtung spielt insbesondere dann eine Rolle, wenn sich ein Patient im Laufe der Therapie unmotiviert, passiv und destruktiv verhält. In solchen Augenblicken können wir ihn vor dem Hintergrund seiner selbst gewählten Ziele empathisch mit seinem problematischen Verhalten konfrontierten, wenn ihn dieses daran hindert, diese Ziele zu erreichen. Somit können wir mit einer kooperativen Beziehungsgestaltung Patienten in die Verantwortung für den Therapieprozess ziehen und ihre Mitarbeit verstärken.

Wir sollten uns immer wieder klarmachen, dass wir keiner eigenen Agenda folgen, sondern dem Patienten nur zu helfen versuchen, seine Ziele zu erreichen. Deshalb kritisieren wir auch nicht ein narzisstisches Verhalten an sich, sondern dieses nur in Bezug auf die Ziele des Patienten. Wir reagieren auf ein Problemverhalten also nicht mit Kritik bzw. Ablehnung (nach dem Motto: Es ist nicht in Ordnung, so zu handeln), sondern wir stellen vielmehr die entscheidende Frage: »Hilft Ihnen Ihr Verhalten, Ihr Therapieziel zu erreichen?«

Das Prinzip der Kooperation gilt natürlich auch für die Übereinstimmung in den Aufgaben, das heißt für die Absprachen, auf welche Art und Weise wir versuchen, mit den Patienten an der Erreichung ihrer Ziele zu arbeiten. Ein starres therapeutisches Vorgehen nach Schema F ohne Berücksichtigung ihrer Wünsche und Ressourcen ist für sie demotivierend. Wenn wir hingegen die Frage nach ihren Vorstellungen bezüglich des weiteren Vorgehens stellen, dann signalisieren wir ihnen immer wieder:

- Sie sind etwas Besonderes und ich respektiere das!
- Sie entscheiden über die Gestaltung der Therapie!
- Ihre Neigungen und Fähigkeiten sind wichtig und haben einen Platz in der Therapie!

BEISPIEL

In der Visite hat der Patient das Anliegen, ihn doch von der Ergotherapie zu befreien, denn wenn er eines hassen würde, dann sei es das Basteln. Schon als Kind sei ihm dort nie etwas eingefallen, und nach Vorlage irgendetwas anzufertigen, würde seinem kreativen Geist nicht entsprechen. Dies mag die Oberärztin aber nicht gelten lassen. Man würde von allen Patienten erwarten, dass sie die therapeutischen Angebote nutzen. Er, der Patient, möge einfach etwas durchhalten und schauen, ob er »dem Basteln« nicht doch etwas abgewinnen könne. Entrüstet antwortet der Patient, dass er doch am besten wisse, was ihm guttue, und dies sei nun mal nicht die »verfluchte Bastelei«. Doch die Oberärztin gibt sich unnachgiebig und wiederholt ihre Ansicht, dass er dem Ganzen eine Chance geben müsse. Das nächste Einzelgespräch mit der Psychotherapeutin des Patienten dreht sich dann nur um seinen Ärger auf die Oberärztin und nach zwanzig Minuten bricht er das Gespräch entnervt ab, als auch die Therapeutin ihm kein Entgegenkommen zeigt.

PROZESSVERANTWORTUNG Natürlich behalten wir als therapeutisch Tätige eine Prozessverantwortung für die Therapie. Deshalb sprechen wir auch bestimmte Themen an, machen Vorschläge und versuchen durchaus auch, die Patienten in eine bestimmte Richtung zu lenken. Aber wir bestimmen nicht über den Patienten und wir »behandeln« ihn nicht. Es gibt viele Wege, die nach Rom führen, und wir sollten in der Lage sein, mit jedem Patienten seinen individuell passenden Weg zu finden.

Die von uns geforderte Flexibilität, gerade in Bezug auf die Mittel und Wege zur Zielerreichung, die für eine kooperative Beziehungsgestaltung notwendig ist, wird als *Änderungssensitivität* bzw. *Responsiveness* bezeichnet. Je responsiver wir uns bezüglich der Bedürfnisse des individuellen Patienten und je änderungssensitiver wir uns den Erfordernissen spezifischer Therapiesituationen gegenüber verhalten können, desto effektiver arbeiten wir an der Lösung seiner Probleme (Caspar & Grosse Holtforth 2009).

Es ist nun sicherlich kein Kunststück, eine kooperative Beziehung mit Patienten zu etablieren, die von ihrer Persönlichkeit die Bereitschaft zur Kooperation schon mitbringen. Die Realität mit narzisstischen Patienten sieht aber anders aus, denn diesen liegt bekanntermaßen die Bereitschaft zur Kooperation nicht gerade im Blut. Der Prüfstein für unsere kooperative Haltung besteht folglich in unserem Umgang mit einer Situation, in der ein Patient uns widerspricht. In dem Augenblick stellt sich die Frage, ob wir uns auch dann noch in einer kooperativen Art und Weise mit ihm über den strittigen Punkt auseinandersetzen können, vielleicht auch mal nachgeben, letzten Endes aber immer nach einer gemeinsamen Lösung suchen können.

Um das Prinzip der kooperativen Beziehung mit einer Metapher auszudrücken, so sind wir therapeutisch Tätigen im Kontakt mit narzisstischen Patienten wie Beifahrer in einem Porsche (dazu auch Lammers 2014 a). Zunächst sitzen wir als Beifahrer nicht am Steuer, sondern es ist der Patient, der entscheidet, wohin wir fahren. Als Therapeut kann ich ihm Hinweise geben, Bedenken bezüglich seines Fahrstils äußern, ich kann in letzter Konsequenz auch aussteigen, wenn ich seinen Fahrstil zu gefährlich finde, aber ich werde nie am Steuer sitzen. Ich muss also die Autonomie des Patienten respektieren und versuchen, nur vom Beifahrersitz aus hilfreich einzugreifen. Außerdem akzeptiere ich damit, dass es nun mal ein Porsche sein muss und kein Mittelklassewagen. Das heißt, ich lasse mich auf sein Auto und seinen Fahrstil (sprich: seine Welt) ein, solange ich mich nicht gefährdet sehe (also der Patient mit mir kooperiert). Ich verhalte mich ressourcenorientiert und nicht konfrontativ, was der Fall wäre, wenn ich mich weigerte, in einen solchen Sportwagen einzusteigen, und dem Patienten auch noch zu verstehen gäbe, dass ich nichts für Sportwagen übrighabe, diese vielleicht sogar angeberisch finde. Dieses Bild mag seine Schwächen haben, aber für mich ist es hilfreich.

Im therapeutischen Alltag bedeutet das für alle therapeutisch Tätigen, dass wir:

- die Patienten immer in unsere Überlegungen zur Behandlung einbeziehen,
- die Wünsche und Vorstellungen der Patienten ernsthaft in Erwägung ziehen und mit ihnen eingehend besprechen, wenn wir jenen aus therapeutischen Gründen nicht nachgeben können,
- auf Kritik der Patienten interessiert und diskussionsbereit reagieren,
- gemeinsam Lösungen für Probleme suchen (und ihnen nicht unsere Lösungen präsentieren),
- mehr Fragen stellen als Statements abgeben.

Ressourcenaktivierung

Wir alle sind frustriert, wenn wir uns in einer Situation befinden, in der unsere Eigenschaften und Fähigkeiten offenbar keinen Wert haben, da wir mit diesen nichts erreichen können. Hingegen erleben wir alle Situationen und Beziehungen als positiv, in welchen wir uns kompetent und wertgeschätzt erleben können. Vereinfacht ausgedrückt: Wenn unser Hobby das Geigenspiel ist, dann fühlen wir uns unter Musikern wohler als unter passionierten Astrologen.

Alles, was uns die Möglichkeit gibt, uns und unsere Umwelt positiv zu erleben bzw. positiv zu gestalten, alle individuellen Quellen des positiven Erlebens und Handelns werden zusammenfassend als »Ressourcen« bezeichnet (Flückiger & Wüsten 2014), egal, ob es nun spezielle Eigenschaften und Fähigkeiten sind, Erfolge oder Beziehungen zu anderen Menschen. Die Aktivierung dieser Ressourcen geht mit dem positiven Erleben von Kompetenz und einem gesteigerten Selbstwertgefühl einher. Folglich entwickeln wir uns alle am besten im Zusammensein mit Menschen, die unsere Eigenschaften und Fähigkeiten zu schätzen wissen, unsere Ressourcen also aktivieren.

Wenn Sie sich wirklich für die kompetenten Seiten Ihrer Patienten interessieren, dann sollten Sie sich im Rahmen eines Small Talks auch mal zwanglos nach deren Interessen, Aktivitäten und Hobbys erkundigen.

Überflüssig zu betonen, dass bei narzisstischen Patienten das Bedürfnis nach der Aktivierung ihrer Ressourcen sehr hoch ist, da sie sich im Kontakt mit anderen Menschen als interessant, autonom, kompetent und erfolgreich erleben wollen. Deswegen würden sie es kaum ertragen, wenn wir nur darauf schauten, was sie nicht können und was an ihrem Verhalten problematisch ist. Leider liegt uns therapeutisch Tätigen aber eine solche defizitorientierte Haltung im Blut. Wir stürzen uns instinktiv auf die Probleme unserer Patienten und werden nicht müde, diese von den verschiedensten Seiten zu thematisieren und zu bearbeiten. Dabei kümmern wir uns viel zu wenig darum, unsere Patientinnen durch ein ressourcenorientiertes Vorgehen in Kontakt mit ihren Stärken zu bringen, damit sie diese für die Bewältigung ihrer Probleme nutzen können.

Ich finde es nach wie vor bemerkenswert, dass es uns wesentlich leichter fällt, die Probleme, Defizite, Schwächen unserer Patienten zu erkennen und zu thematisieren als deren Stärken und Fähigkeiten. Von den vier Allgemeinen Wirkfaktoren der Psychotherapie nach Klaus Grawe (Problemaktualisierung, Problemklärung, Problembearbeitung, Ressourcenaktivierung) wird die Ressourcenaktivierung wohl am häufigsten vernachlässigt (Grawe & Grawe-Gerber 1999). Dabei zeigen viele Untersuchungen längst die entscheidende Bedeutung der Ressourcenaktivierung für eine erfolgreiche Psychotherapie. Dies ist unmittelbar einleuchtend, wenn wir uns nur einmal vorstellen, wie es uns erginge, wenn sich unsere Ausbilder bzw. Vorgesetzten nur auf unsere fehlenden Fähigkeiten konzentrierten, vorrangig nur unsere Fehler herausstellten und fortwährend korrigierend auf uns einzuwirken versuchten. Wir müssten schon ein sehr ausgeprägtes Selbstbewusstsein und »dickes Fell« haben, um dies auszuhalten, geschweige denn davon zu profitieren. Vielleicht haben auch Sie schon einmal von der Regel gehört, dass auf eine einzige Kritik vier bis fünf Lobe kommen müssen, damit sich ein Mensch in einer Beziehung wohlfühlen kann.

Ressourcenaktivierung bedeutet also, dass wir gezielt die Stärken, Interessen und Vorlieben der Patienten für den Therapieprozess nutzen. Wir alle mögen Aufgaben, die wir gut beherrschen und bei denen wir zeigen können, über welche Fähigkeiten wir verfügen. Und wir alle fühlen uns gut, wenn andere Menschen unsere Stärken und Erfolge sehen und schätzen. Sind wir therapeutisch erfolgreich mit unserer Ressourcenaktivierung, dann versetzen wir unsere Patienten in einen positiven emotionalen Zustand.

Aber geht es, mag man einwenden, in der Therapie nicht gerade darum, sich mit den problematischen und konflikthaften Seiten eines Menschen und seinen Beziehungen zu sich und seiner Umwelt zu beschäftigen? Ja, unbedingt, und in einer erfolgreichen Psychotherapie werden sich auch narzisstische Patienten mit ihrem vulnerablen Selbst und ihren interaktionellen Problemen auseinandersetzen müssen. Aber mehr als andere Patienten sind sie hierzu nur dann bereit, wenn sie sich respektiert und geschätzt fühlen und sich in der Therapie als kompetent erleben können.

Bei einer guten Ressourcenaktivierung werden Patienten im Kontakt mit uns überwiegend positive Emotionen erleben. Und darum geht es im Wesentlichen auch, so einfach es klingen mag. Häufig habe ich in Supervisionen angesichts einer Videosequenz den Supervisanden gefragt, wie sich sein Patient in diesem Moment wohl gerade gefühlt haben mag, und die ehrliche Antwort bekommen: »Wohl nicht so gut ...«

Interessanterweise begegnen wir auch der Möglichkeit, in einer Therapie humorvoll zu sein und mal zu lachen, immer noch eher mit Skepsis. Deshalb sollte eine Frage uns ständig und insbesondere im Kontakt mit narzisstischen Patienten begleiten: Was kann ich tun, damit der Patient hier und jetzt positive Emotionen erleben kann? Versuchen Sie also zum Beispiel, zunächst immer die positive Seite von Problemen und Schwächen herauszustellen. Oftmals sind es ja die Stärken und Kompetenzen eines Menschen, welche sich in einem bestimmten Kontext leider nachteilig auswirken. Dies herauszuarbeiten ist ressourcenaktivierend und zugleich entlastend (nach dem Motto: »Sie sind eben ein sehr durchsetzungsfähiger Mensch, der aber manchmal nicht merkt, dass diese Eigenschaft in einer Partnerschaft von Nachteil ist.«).

Um die Ressourcen eines Patienten in Erfahrung zu bringen, bieten sich Fragen zu den folgenden Punkten an:

- Erfolge und Leistungen,
- Fähigkeiten und Begabungen,
- soziale Unterstützung und günstige Lebensbedingungen,
- Tätigkeiten, die mit Wohlbefinden einhergehen (Interessen, Hobbys),
- motivationale Bereitschaften und Stärken,
- interaktionelle Kompetenzen,
- nicht vorhandene Symptome bzw. Schwächen (also das Negative, das der Patient eben nicht hat).

Mit diesem Wissen können wir Ressourcen in einer direkten Art und Weise aktivieren, indem wir diese konkret benennen:

- »Sie haben das, was wir letzte Stunde besprochen haben, wirklich toll umgesetzt!«
- »Sie sind in Ihrem Beruf wirklich ziemlich gut!«
- »Was die Arbeit mit Ihnen leicht macht, ist Ihre schnelle Auffassungsgabe!«
- »Sie haben ja einen ausgeprägt analytischen Kopf. Vielleicht machen Sie mal zur nächsten Woche eine Pro-Kontra-Analyse für Ihr Verhalten in der Firma?«
- »Sie haben wirklich eine beachtliche Energie und Willenskraft. Deshalb habe ich keinen Zweifel, dass Sie Ihr Ziel hier in der Therapie auch erreichen werden, wenn Sie das wirklich wollen!«

Wir können und sollten die Fähigkeiten und Interessen der Patienten aber auch indirekt aktivieren, indem wir den Therapieprozess so gestalten, dass ihre Fähigkeiten und Neigungen zum Tragen kommen:

- Narzisstische Patienten sind eher aktiv. Wir können diese Ressource nutzen, indem wir ihnen eher handlungsbezogene Strategien anbieten (»Sie können das ja einfach mal ausprobieren!«).
- Sie sind ehrgeizig, sodass wir sie hierüber für Veränderungen motivieren können (»Das wäre natürlich schon eine extreme Herausforderung, wenn Sie an Ihren kommunikativen Fähigkeiten arbeiten würden!«).
- Ihre Entscheidungsfreudigkeit und hohes Kontrollbedürfnis können wir nutzen, indem wir ihnen die Möglichkeit geben, den Therapieprozess zu beeinflussen (»Was für einen Weg würden Sie vorschlagen? Was würden Sie gerne heute in der Stunde thematisieren?«).
- Die Patienten sollten ihren Ressourcen entsprechende Herausforderungen bzw. »Hausaufgaben« gestellt bekommen.

- Natürlich möchten narzisstische Personen immer etwas Besonderes sein. Dieses Motiv können wir nutzen, indem wir sehr individuelle und besondere therapeutische Ziele und Aufgaben anbieten (»Das mag jetzt ein etwas ungewöhnlicher Vorschlag sein, aber ich denke, für Sie wäre das vielleicht interessant …«).

BEISPIEL

Das wichtigste Therapieziel des 63-jährigen Patienten war, sich besser mit seinem 24-jährigen Sohn zu verstehen, der wegen dessen dominanten und übergriffigen Verhaltens den Kontakt zu ihm nahezu abgebrochen hatte. Bei der genauen Analyse stellten wir fest, dass der Patient, um es einmal in den Begriffen des Fußballsports zu fassen (für welchen der Patient eine Leidenschaft hatte), seinen Sohn wie einen Gegner in dessen Hälfte einschnürte. Was immer auch der Sohn sagte, sein Vater wusste es besser, stellte ihm bohrende Fragen und erteilte ihm Ratschläge. Folglich befand der Sohn sich in den Kontakten immer in der Defensive, was für ihn natürlich auf die Dauer sehr frustrierend war.

Schnell war ich mir mit dem Patienten einig, dass er sein kommunikatives Verhalten deutlich verändern müsste, wenn er wieder eine positive Beziehung zu seinem Sohn aufbauen wollte. Vor dem Hintergrund der Vorstellung, dass jedes Problemverhalten in einem anderen Kontext durchaus von Vorteil ist, sagte ich ihm, dass seine direkte und dominante Art ein Teil seiner Persönlichkeit sei, die ihm insbesondere in seinem Berufsleben als Geschäftsführer viel Erfolg beschert hatte. Das nahm er dankbar nickend zur Kenntnis. Daraufhin fuhr ich fort, dass bezüglich der Beziehung zu seinem Sohn dieser Teil seiner Persönlichkeit aber leider nicht so hilfreich sei. Dem schien er zuzustimmen, doch antwortete er: »Aber ich weiß gar nicht, wie ich das ändern soll. So bin ich immer schon gewesen, das passiert mir immer wieder, ohne dass ich darüber nachdenke!«

Dem entgegnete ich: »Nun, das kann ich verstehen, aber aus meiner Sicht sprechen zwei Dinge dafür, dass Sie das doch ändern können. Zum einen sind Sie ein willensstarker Mensch, der, hat er sich eine Sache einmal vorgenommen, diese auch durchzusetzen weiß. Und zweitens frage ich mich, wie Sie in Ihrem Beruf reagieren würden, wenn ein Mitarbeiter eine Anweisung nicht umsetzt, und zwar mit dem Hinweis, dass er sein Verhalten eben nicht ändern könne?« Beide Argumente quittierte er mit einem Nicken und eine Woche später berichtete er von einem Gespräch mit seinem Sohn, in welchem er sich zum ersten Mal zurückgehalten habe.

Leider wird die Ressourcenaktivierung manchmal auch dahingehend falsch aufgefasst, dass wir Narzissten angeblich »bauchpinseln« oder »Honig um den Bart schmieren« müssten. Ich halte diese Ausdrücke für fehl am Platz, denn sie haben einen herablassenden und abwertenden Tonfall. Außerdem sind sie Ausdruck einer berechnenden Haltung, die (nicht ehrlich gemeinte) Anerkennung, Lob und Wertschätzung nur als Instrument benutzt, um die Patienten gefügig zu machen, also zu manipulieren. Wir können und sollten narzisstische Patienten für ihre Fähigkeiten und Leistungen aber oft und ausgiebig loben und wertschätzen, ohne dass wir dabei lügen oder uns anderweitig verstellen. Wenn uns das schwerfällt, weil wir uns damit nicht authentisch fühlen, dann sollten wir uns fragen, warum es uns so schwerfällt, auch diesen Patienten Anerkennung und Wertschätzung entgegenzubringen.

Machen Sie es sich zur Angewohnheit, sich regelmäßig vor einem Patientenkontakt vorzunehmen, dieses Mal bewusst und gezielt die Ressourcen des Patienten zu aktivieren. So können Sie Ihre Fähigkeit

zur Ressourcenaktivierung trainieren (genauso wie ein Patient bestimmte Fertigkeiten trainieren muss, um diese fest in seinem Alltag zu etablieren).

Ein anderer Einwand ist der, dass die Patienten ohnehin bereits ein aufgeblasenes Selbstwertgefühl hätten, das man nicht noch weiter unterstützen sollte (vielmehr müssten sie doch eher von ihrem hohen Ross herunterkommen!). Dieser Einwand wäre berechtigt, wenn wir sie für Teile ihres aufgeblähten und unrealistischen grandiosen Selbst anerkennen und loben würden. Aber das tun wir natürlich nicht, denn im Sinne der 80:20-Regel konzentrieren wir uns auf die 80 Prozent der Persönlichkeitseigenschaften und Verhaltensweisen, die in Ordnung und adaptiv sind. Nur weil wir die 20 Prozent übertriebenen narzisstischen Eigenschaften nicht verstärken wollen, sollten wir die 80 Prozent an Stärken und Erfolgen nicht unerwähnt lassen.

Je mehr Sie durch eine erfolgreiche Ressourcenaktivierung auf Ihr Beziehungskonto beim Patienten eingezahlt haben, desto mehr können Sie bei Bedarf später abheben, wenn zum Beispiel eine empathische Konfrontation unausweichlich ist.

Im therapeutischen Alltag bedeutet das für alle therapeutisch Tätigen, dass wir:

- uns grundsätzlich mehr lobend und anerkennend als kritisch und konfrontativ verhalten,
- den Patienten ein spürbares Interesse an ihrer Person entgegenbringen,
- versuchen, deren individuellen Neigungen und Fähigkeiten Raum zu geben und für die Therapie zu nutzen,
- die Patienten aus deren Persönlichkeit und Lebensumfeld verstehen und nicht mit uns und unseren Einstellungen und Werten vergleichen,
- Situationen, in denen Humor und Small Talk möglich ist, auch in diesem Sinne gestalten.

Eine interessierte und empathisch-validierende Haltung

Wenn der eine Pol des grandiosen Narzissmus der Egoismus und die Selbstidealisierung ist, dann sind die Empathiearmut und das Desinteresse an anderen Menschen der andere Pol. Wie es den anderen geht, was sie bewegt und was ihre Bedürfnisse sind, das hat in der Welt narzisstischer Patientinnen und Patienten wenig Platz. Diese Haltung hat jedoch zur Folge, dass sie von den so vernachlässigten anderen Menschen im Gegenzug auch wenig echtes Interesse und Empathie erfahren. Doch das erleben sie zunächst nicht als negativ (solange sie noch genügend Bewunderung bekommen), denn die Distanz, die sie im Rahmen ihres Nähe-Distanz-Konfliktes zu anderen suchen, nehmen sie letztlich auch zu sich selbst ein.

So paradox es auch klingen mag, aber narzisstische Menschen interessieren sich nur wenig für sich selbst – hier spiegelt sich häufig die desinteressierte und emotional vernachlässigende Art ihrer Eltern wider. Viele ihrer inneren Vorgänge und Bedürfnisse sind ihnen fremd, weil sie sich aus Angst vor dem Kontakt mit ihrem vulnerablen Selbst nicht tiefergehend mit sich selbst beschäftigen. So verkümmern aber ihre innere Welt und ihre Fähigkeit zur authentischen Kommunikation. Dann geht es ihnen nur noch um kurzfristige Anerkennung und Bewunderung für äußerliche Eigenschaften, für Besitz und für Erfolge, deren positiver Effekt auf das Selbstwertgefühl jedoch schnell wieder verpufft.

Die chronische Frustration des Bedürfnisses, wirklich akzeptiert, gemocht und verstanden zu werden, macht einen großen Teil des Leidens narzisstischer Patienten aus. Häufig hören wir in der Therapie von ihnen, dass sie sich hinter ihrer grandiosen Fassade in einer schmerzhaften Art und Weise traurig, einsam und leer fühlen. Aber das bekommt ihre Umgebung nicht mit, die nur die narzisstische Hülle erlebt und deshalb auch nur auf diese reagieren kann. Und diese Reaktionen fallen mit der Zeit immer häufiger eher negativ aus, was für narzisstische Personen frustrierend ist.

Unser therapeutisches Beziehungsangebot sollte deswegen vorrangig interessiert und empathisch-validierend sein, da dies für die Patienten eine wirklich neue und korrigierende Beziehungserfahrung darstellt. Wir versuchen sie dabei deutlich spüren zu lassen, dass wir uns auch und gerade für ihre unsichere, zweifelnde, suchende, verletzbare und ängstliche Seite interessieren, dass wir neugierig sind, sie besser kennenzulernen, ohne sie sogleich mit ihren vermeintlichen und realen Defiziten zu konfrontieren und verändern zu wollen. Dort, wo sie eigentlich erwarten, von uns kritisiert, lächerlich gemacht oder abgewertet zu werden, sollten sie also unser Interesse, unsere Empathie und unser Verständnis spüren. >Empathie, Seiten 34, 74, 80 f., 117 f.

Interesse an etwas oder jemandem zu haben, heißt, dass wir (zunächst) nur kennenlernen und verstehen wollen, ohne zu urteilen und ohne schon beeinflussen zu wollen. Somit können die Patientinnen und Patienten in der therapeutischen Beziehung lernen, Nähe gegenüber anderen Menschen und auch gegenüber sich selbst zuzulassen, sich nach beiden Richtungen hin zu öffnen und wichtige neue Beziehungserfahrungen zu machen. So können sie erleben, dass sie auch fernab von ihrer glänzenden und perfekten Fassade interessante und liebenswerte Menschen sind (eine Erfahrung, die viele von ihnen mit ihren frühen Bezugspersonen nicht haben machen können). Unsere Haltung sollte auch dazu führen, dass sie sich zunehmend selbst explorieren, bislang verborgene Seiten und Bedürfnisse an sich entdecken und diesen mit einer Neugier und Bereitschaft zur Veränderung begegnen.

LITERATUR

Wenn Sie die interessierte und empathisch-validierende Haltung verinnerlichen wollen, dann lesen Sie am besten die Kommissar-

Maigret-Krimis von George Simenon. Kommissar Maigret verkörpert in beeindruckender Art und Weise die beschriebene Haltung im Umgang mit den Tätern, denn er versucht diese (und ihre Tat) in erster Linie nur zu verstehen. Einer seiner immer wiederkehrenden Sätze lautet bezeichnenderweise: »Ich urteile nicht.«

AKTIVES ZUHÖREN Konkret zeigen wir unser Interesse am besten durch ein aktives Zuhören mit verbindlichen und bestätigenden Verhaltensweisen (Nicken, »Ich verstehe.«), Nachfragen, häufigen Zusammenfassungen des Gesprächsinhaltes, Normalisieren von unangenehmen Erlebnissen (»Das ist doch klar, dass Sie sich da unsicher gefühlt haben.« oder »Das würde doch vielen Menschen so gehen.«) und dem Auffangen von Stockungen (»Ich habe gerade den Eindruck, dass in Ihnen ein Gefühl von Peinlichkeit hochkommt, das Sie am Weiterreden hindert.« oder »Sprechen Sie ruhig weiter.«).

REFLEKTIERENDES ZUHÖREN Wenn es den Patienten schwerfällt, genau zum Ausdruck zu bringen, was sie bewegt, was sie denken, fühlen, erinnern, dann kann ihnen unser reflektierendes Zuhören helfen, sich deutlicher zu verbalisieren und verborgene Bedeutungen zum Ausdruck zu bringen. Hierzu können wir ihre Sätze einfach wiederholen, diese paraphrasieren und mit Nachfragen versehen: »Sie haben mir gerade davon berichtet, wie Sie das Problem an Ihrem Arbeitsplatz lösen wollen, und ich habe verstanden, dass für Sie die Auseinandersetzung mit Ihrem Kollegen dabei an erster Stelle steht. Ich habe den Eindruck, dass es sich hierbei eher um einen Kampf und weniger um ein konstruktives Gespräch handelt. Liege ich damit richtig?«

Das aktive und reflektierende Zuhören zeichnet sich dadurch aus, dass es keine Interpretationen oder tiefergehenden Explorationen beinhaltet. Vielmehr folgen wir dem Bericht des Patienten und versuchen uns immer wieder zu vergewissern, dass wir ihn richtig verstanden haben.

Die interessierte, nachfragende Haltung ähnelt dem Sokratischen Dialog aus der Verhaltenstherapie, der auch in der Aneinanderreihung von Fragen besteht und als »geleitetes Entdecken« bezeichnet wird. Der Unterschied besteht aber darin, dass wir mit dem Sokratischen Dialog ein Ziel verfolgen, nämlich einen kognitiven Irrtum herauszuarbeiten und zu korrigieren. Deshalb kann durch einen solchen Dialog beim Patienten schnell der Eindruck aufkommen, wir wollten ihn überführen oder sogar bloßstellen. Die interessierte Haltung, von der ich hier spreche, hat aber kein konkretes Ziel, außer den Patienten so gut wie möglich kennenzulernen, ohne ihn zu korrigieren.

EMPATHIE Während eine interessierte Haltung gewissermaßen ahnungslos ist und sich die innere Welt der Patienten durch Fragen zu erschließen versucht, wird die Empathie als einfühlendes Verstehen der Innenwelt eines anderen Menschen, das heißt seiner Emotionen, Gedanken, Bedürfnisse und Motive verstanden. Beim empathischen Verstehen sind wir mit unserer ganzen Person im Kontakt mit dem Patienten, begleiten diesen von Moment zu Moment und versuchen uns von seinen Äußerungen und seinem Verhalten insbesondere emotional berühren zu lassen (Greenberg 2016). Allerdings geht die Empathie über das emotionale Miterleben hinaus, denn sie beinhaltet auch das kognitive Verstehen. Folglich wird eine *emotionale Empathie* (die Innenwelt des anderen durch die eigenen Emotionen nachempfinden) von einer *kognitiven Empathie* (Perspektivwechsel) unterschieden. Empathie hilft den Patienten nicht nur, sich zu öffnen und mitzuarbeiten, sondern hat erwiesenermaßen auch einen unmittelbaren positiven Einfluss auf das Therapieergebnis.

Das empathische Verstehen unterscheidet sich vom normalen, alltäglichen Verstehen in wesentlichen Punkten, da wir:

- unter weitgehendem Ausschluss eigener Gedanken und Gefühle uns den verbalen und nonverbalen Äußerungen des Patienten öffnen, um diese auf uns wirken zu lassen;
- nicht nur auf die Worte hören, sondern auch auf die Gefühle und Erlebnisse hinter den Worten und alle Assoziationen achten, die sich dabei einstellen;
- uns einer Meinung oder Bewertung enthalten;
- aktiv zuhören, indem wir durch Gestik, Mimik und Worte auf die Äußerungen des Patienten reagieren (paraphrasieren) und vermutete Gefühle oder Gedanken ansprechen;
- durch unsere Fragen und Äußerungen dem Patienten helfen, in Kontakt mit sich selbst zu bleiben und sich selbst explorieren zu können: »Ich habe den Eindruck, dass da auch ein Gefühl von Einsamkeit bei Ihnen ist.«, »Möchten Sie mehr darüber berichten?«, »Das scheint Sie zu berühren.« oder »Wie geht es Ihnen gerade, wenn Sie davon erzählen?«.

Seien Sie bei Ihren empathischen Äußerungen nicht zu »gefühlig«, denn damit kommen Sie den Patienten unter Umständen zu nahe.

VALIDIERUNG Eine Validierung ergänzt die Empathie und besteht darin, dass wir das Erleben und das Verhalten des Patienten vor dem Hintergrund seiner Erfahrungen und Persönlichkeitsentwicklung verstehen und nachvollziehen können (ohne dass wir deswegen das Verhalten zwangsläufig gutheißen!). Die verschiedenen Aspekte der empathisch-validierenden Gesprächsführung bringen am besten die in der DBT beschriebenen Validierungsstrategien zum Ausdruck (LINEHAN 1996):

Ungeteilte Aufmerksamkeit (teilnehmende Beobachtung) Wir signalisieren durch Gestik, Mimik und einzelne Worte unser aktives Zuhören. Das heißt:

Genaue Reflexion auf derselben Ebene (Empathie) Hierbei reflektieren und kommentieren wir das vom Patienten Gesagte, ohne dass wir dieses beurteilen. So könnten wir zum Beispiel sagen: »Ich habe verstanden [der Patient hatte von seiner Angst erzählt, von anderen Menschen lächerlich gemacht zu werden], dass Sie so voller Angst sind, andere Menschen könnten sich über Sie lustig machten, sodass Sie alles tun würden, um dies zu vermeiden.«

Verbalisieren emotionaler Inhalte, also Wiedergabe nicht ausgedrückter Emotionen (Empathie) Hierbei versuchen wir, Worte und Formulierungen für Emotionen zu finden: »So, wie Sie mir von der Begegnung berichten, habe ich den Eindruck, dass Sie nicht nur traurig waren, sondern auch enttäuscht und vielleicht sogar verbittert.« Das heißt:

Verstehbarkeit der Lerngeschichte oder anderer Anteile der Störung fördern (Validierung) Wir vermitteln dem Patienten, dass wir seine wesentlichen Erfahrungen und die sich hieraus ergebende Problematik verstanden haben. »Mit Ihren Erfahrungen [der Patient hatte sehr strenge und strafende Eltern] ist Ihre Angst vor jeder Form von Kritik vollkommen nachvollziehbar.«

Nachvollziehbarkeit aufgrund des gegenwärtigen Kontextes (Validierung) Wir suchen nach dem gegenwärtigen Stimulus, den Bewertungsprozessen des Patienten und den verfügbaren Handlungskompetenzen zur Erklärung für das jeweilige Verhalten und zeigen, dass dieses nachvollziehbar ist (ohne dieses Verhalten deswegen positiv zu bewerten). »Wenn Sie die Dinge so und so bewerten, dann ist es nachvollziehbar, dass Sie so und so gefühlt und reagiert haben.« Oder: »In der Situation waren Ihre Gefühle zu stark, als dass Sie hätten anders handeln können.«

Das Verhalten des Patienten wird gutgeheißen bzw. positiv akzeptiert (normative Validierung) Eine normative Validierung wäre beispielsweise: »Dass Sie enttäuscht waren, als Ihr Chef Ihre Leistung nicht hervorgehoben hat, kann ich gut verstehen. Sie haben sich sehr angestrengt und wollten dafür auch gesehen werden.«

Durch unsere empathisch-validierende Haltung überspringen wir die Distanz und Abwehrhaltung des Patienten, sodass dieser sich auch für verborgene Anteile seiner Persönlichkeit (insbesondere seines vulnerablen Selbst) gesehen, verstanden und angenommen fühlen kann. Er muss sich also nicht mehr bemühen, sich verständlich zu machen. Dabei sollte der häufig geäußerte Satz »Ich verstehe Sie.« vermieden werden, da dieser zu allgemein und zu floskelhaft ist. Wir sollten immer zum Ausdruck bringen, *was* wir glauben, verstanden zu haben (»Ich verstehe, dass Sie Angst haben, sich lächerlich zu machen, wenn Sie Ihren Freunden von Ihrem Misserfolg berichten.«). Hierbei kann unsere Rückmeldung auch einen eher fragenden Charakter haben (»Entspricht meine Zusammenfassung dem, was Sie meinten? Habe ich das richtig verstanden?«).

BEISPIEL

Der Patient berichtete von seinen Beziehungsschwierigkeiten: »Und dann muss ich mit ihr reden wie mit einem Kleinkind, damit sie kapiert, um was es gerade geht. Als ob ich es mit einer Schwachsinnigen zu tun hätte!«

THERAPEUT »O.k., da ist also viel Ärger und Unverständnis in Ihnen. Aber vielleicht können Sie da noch einmal genauer hinschauen. Was passiert da noch in Ihnen in einem solchen Augenblick? Ich habe den Eindruck, dass Sie sich etwas hilflos fühlen, wenn Ihre Freundin nicht sofort versteht, auf was es Ihnen ankommt?«

PATIENT »Ich kann damit echt nicht umgehen, wenn jemand so langsam im Kopf ist.«

THERAPEUT (Empathie): »Das scheint Sie wirklich nervös zu machen. Kann es sein, dass Sie innerlich auf Hochtouren laufen und Langsamkeit und Ruhe für Sie extrem unangenehm sind?«

PATIENT »Ich bin immer unter Strom! Immer! Ich komme eigentlich nie zur Ruhe.«

THERAPEUT (Empathie): »Das klingt für mich total getrieben. Als ob Sie ein Opfer dieser unglaublich hohen inneren Anspannung wären.«

PATIENT »Ja, lange halte ich das auch nicht mehr durch. Ich kann das kaum kontrollieren!«

THERAPEUT (Validierung): »Kein Wunder, dass Sie schon bei Geringfügigkeiten ausrasten.«

Um die Bedeutung der empathischen Haltung zu verstehen, müssen wir uns das Fallkonzept noch einmal vor Augen führen. Hinter der narzisstischen Maske erleben narzisstische Patienten Emotionen wie Scham, Angst, Einsamkeit und Hilflosigkeit. Dieses vulnerable Selbst ist aber Ausdruck von frustrierten Bedürfnissen nach Gemochtwerden, Geborgenheit, Akzeptanz usw. Wenn es Ziel der Therapie ist, dass die Patienten sich mit ihrem vulnerablen Selbst auseinandersetzen, um in Folge ihre frustrierten Bedürfnisse entdecken, verstehen und äußern zu können, dann ist unsere empathisch-validierende Haltung ein wesentlicher Schritt in diese Richtung. Wir helfen dem Patienten durch unsere Empathie also, sich genauer selbst zu explorieren, sich selbst mit mehr Neugier, Verständnis und Akzeptanz zu begegnen und bislang verborgene Anteile seiner Person zum Ausdruck zu bringen.

Eine spezielle Form der Empathie, mit der wir darauf zielen, uns in Bezug auf verborgene Bedürfnisse empathisch zu verhalten, ist die komplementäre Beziehungsgestaltung. > Techniken zur Beziehungsgestaltung, Seiten 37 f., 53 ff., 103 ff.

Unsere Empathie ist aber nicht selten ein Ritt auf Messers Schneide, denn diese Ebene der Beziehung zu sich selbst haben die Patienten bislang vermieden. Wenn wir ihnen mit unserer Empathie zu schnell zu nah kommen, dann provozieren wir womöglich eine Abwehrreaktion. Wir müssen also beständig einschätzen, wie viel Empathie ein Patient toleriert, und uns danach ausrichten. Dies kann insbesondere zu Beginn einer Psychotherapie wichtig sein, wenn ein Patient zum Beispiel im Rahmen einer Krise zu uns kommt. Nicht selten erleben wir dann einen existenziell erschütterten Menschen, der uns offen sein vulnerables Selbst zeigt (»Ich habe alles falsch gemacht!«, »Ich bin ein Versager!«, »Meine Frau hat so recht, dass sie es nicht mehr mit mir aushält!«).

Doch wenn wir auf diese Offenheit allzu empathisch-validierend reagieren, dann werden wir hierdurch vielleicht ungewollt dazu beitragen, dass der Patient sich schnell wieder verschließt bzw. die Therapie abbricht. Er wird sich nämlich nach kurzer Zeit bewusst, was er uns in seiner anfänglichen Verzweiflung offenbart hat, und sich hierfür schämen. Ohne eine ausreichend positive Beziehungserfahrung mit uns, die ihm helfen würde, diesen Zustand auszuhalten, sind die Schamgefühle für ihn kaum zu ertragen. Als Konsequenz bricht er dann die Therapie womöglich ab (die Bekämpfung von Schamgefühlen besteht ja darin, sich vor dem Blick des anderen zu verbergen). Deshalb kann gerade zu Beginn der Therapie eine ausgeprägte Ressourcenaktivierung wichtiger sein als allzu offenkundige Empathie (»Ich verstehe, dass es Ihnen derzeit extrem schlecht geht, aber ich denke, dass Sie diese Krise überwinden werden. Sie haben offenbar schon viele Dinge im Leben sehr gut hinbekommen und scheinen ja in beruflichen Krisensituationen nicht unerfahren zu sein!«).

BEISPIEL

Der Patient berichtet von seinen Eheproblemen, wobei er aber immer wieder betont, dass ihm seine Frau letztlich gar nicht so wichtig sei. Daraufhin bemerkt die Therapeutin: »Ich habe den Eindruck, dass Sie aber dennoch unter den ewigen Streitigkeiten leiden und sich eine bessere Beziehung wünschen.« Doch der Patient zuckt bei diesen Worten merklich zusammen und beeilt sich zu versichern: »Nein, leiden tue ich nicht wirklich darunter. Das kostet einfach nur Zeit und Nerven, die man für schönere Dinge aufbringen könnte!« Da die empathische Äußerung der Therapeutin und der Gebrauch des Wortes »Leiden« bei dem Patienten offenbar eher unangenehme Gefühle ausgelöst haben, reagiert die Therapeutin mit den Worten: »Leiden ist vielleicht ein zu großes Wort. Es hat Sie also Nerven gekostet. Vielleicht können Sie mir mehr von dieser nervlichen Belastung berichten?«

Ob unsere interessierte und empathisch-validierende Beziehungsgestaltung erfolgreich ist, können wir daran prüfen, ob ein Patient sich zunehmend öffnet und zur Selbstexploration und Selbstöffnung bereit ist. Der Patient sagt dann vielleicht: »Ich hätte das nie gedacht, aber es tut wirklich gut, Ihnen zu erzählen, was mich alles so bewegt. Das habe ich eigentlich noch nie bei jemandem gemacht. Aber ich komme aus diesen Stunden immer ganz erleichtert raus.«

Empathische Konfrontation

So wichtig die oben genannten Aspekte unserer Beziehungsgestaltung sind, wir hätten es nicht mit narzisstischen Patienten zu tun, wenn diese nicht auch ihre Grenzen hätten. Selbst wenn wir uns durchweg kooperativ, ressourcenaktivierend, interessiert und empathisch-validierend verhalten, werden wir die Patientinnen und Patienten nicht immer dazu bewegen können, sich ausreichend selbstkritisch zu betrachten und motiviert mitzuarbeiten. Nicht selten werden sie sich uneinsichtig zeigen, die Ursache für ihre Probleme nur bei anderen Menschen sehen, sich gegen notwendige Veränderungen wehren oder schlichtweg nicht mitarbeiten.

ICH-SYNTONIE Dies kann natürlich eine bewusste Abwehrstrategie sein, aber häufig sind narzisstische Persönlichkeitseigenschaften auch einfach nur ich-synton. Dies bedeutet, dass die Patienten die Ursachen für ihre allzu greifbaren Probleme bei sich selbst nicht sehen können, da sie ihr Verhalten als normal erleben und folglich die Ursachen ihrer Probleme auf die Umstände oder die anderen Menschen schieben (»Wenn meine Mitarbeiter nicht so unfähig wären, hätte ich Erfolg im Beruf.«, »Wenn meine Partnerin nicht so empfindlich wäre, kämen wir gut miteinander aus.«). Der entscheidende Schritt zur Veränderung besteht deshalb darin, ihnen zu einer ich-dystonen Einstellung zu verhelfen, die es ihnen ermöglicht, sich selbst als Ursache ihrer Probleme zu begreifen (»Weil ich meine Mitarbeiter abwertend und arrogant behandel, arbeiten sie nicht so mit, dass ich als Abteilungsleiter erfolgreich sein kann.«, »Ich habe mit meiner Partnerin dauerhaft Streit, weil ich sie dominiere und mich kaum um sie kümmere.«).

KONFRONTATIONEN Nun zielen die bislang genannten Strategien der interessierten und empathisch-validierenden Gesprächsführung darauf ab, dass die Patienten von allein entdecken, wie groß ihre Eigenanteile an ihren Problemen sind. Doch wir werden hierbei immer wieder in Sackgassen geraten, also in Situationen, in denen wir gar nicht umhinkönnen, sie mit ihren dysfunktionalen Einstellungen und Verhaltensweisen zu konfrontieren.

Die Notwendigkeit einer Konfrontation wird übrigens oft auch von den Patienten selbst so gesehen. Ein Patient von mir drückte das einmal mit diesen Worten aus: »Ich muss manchmal die Wahrheiten mit Großbuchstaben auf die Stirn gemeißelt bekommen, sonst kapiere ich das nicht. Das war schon immer so bei mir. Auf die sanfte Art und auf Andeutungen reagiere ich nicht, das kommt bei mir irgendwie nicht an.«

Man kann über die Frage, wo die Grenzen der Empathie und Validierung liegen und eine Konfrontation unerlässlich ist, nicht schreiben, ohne auf die diesbezüglich verschiedenen Standpunkte der berühmten Psychoanalytiker Heinz Kohut (eher Empathie) und Otto F. Kernberg (eher Konfrontation) Bezug zu nehmen (Kohut 1976; Kernberg 2006). Letztlich haben aber beide ihre Berechtigung, denn offensichtlich haben Kohut und Kernberg unterschiedliche narzisstische Patienten behandelt (Ermann 2020).

Kohut hatte eine Privatpraxis und therapierte narzisstische Patienten auf dem neurotischen Niveau, das heißt Patienten, deren vulnerables (sprich: bedürftiges) Selbst im Vordergrund stand. Diese Patienten haben eine ausreichend stabile Persönlichkeitsstruktur, können Beziehungen aufbauen und auch halten und sind zudem durch eine empathisch-validierende Beziehungsgestaltung in der Regel gut zu erreichen. > Strukturniveau, Seiten 108 f.

Kernberg hingegen war überwiegend in einem psychiatrisch-stationären Setting tätig und behandelte narzisstische Patienten auf dem Niveau der Borderline-Persönlichkeitsstörung (oder sogar mit einem malignen Narzissmus), die deutlich schwerer gestört sind. Solche Patienten haben eine sehr geringe Toleranz für Angstgefühle, eine reduzierte Impulskontrolle, neigen zu starken Wutausbrüchen und zeigen eine gravierende Fragmentierung ihrer Persönlichkeitsstruktur mit den Abwehrmechanismen der Spaltung, Verleugnung und Projektion. Auf Empathie und Validierung reagieren sie oftmals eher negativ, das heißt, sie zeigen sich hierunter wenig einsichtig und veränderungsorientiert. Bei diesen Patienten ist eine Konfrontation mit ihrer Aggressivität, ihrer Wut und ihren ausbeuterischen Verhaltensweisen notwendig, damit sie diese erkennen, verstehen lernen und hierüber Schritt für Schritt Kontrolle bekommen.

Diese unterschiedlichen Beziehungsstrategien kommen aber durchaus im zeitlichen Verlauf der Therapie beim individuellen Patienten zur Anwendung. Dabei ist die empathisch-validierende Haltung gewissermaßen das normale Beziehungsangebot, die wir aber in Richtung Konfrontation verändern, wenn der Patient sich anhaltend abwehrend und uneinsichtig zeigt.

PERSON VERSUS VERHALTEN In der Regel können Patientinnen und Patienten eine pure Konfrontation nur schwer ertragen, denn sie fühlen sich hiervon schnell provoziert und unter Druck gesetzt. Deshalb sollten wir die Technik der *empathischen Konfrontation* wählen. Die Idee dahinter ist einfach: Angesichts eines Problemverhaltens reagieren wir zunächst empathisch-validierend, um die Patienten dann im nächsten Schritt mit den problematischen Aspekten ihres Verhaltens zu konfrontieren. Die Haltung bei der empathischen Konfrontation kann mit dem folgenden Satz beschrieben werden: Hart in der Sache, weich zur Person. Die Botschaft an den Patienten ist dementsprechend: »Ich schätze Sie als Person und meine Kritik gilt ausschließlich einer Verhaltensweise von Ihnen.« Wir sagen also nicht: »Wie kann man nur?!«, sondern vielmehr: »Ich kann ja verstehen, dass ..., aber dennoch ...« Damit versuchen wir die Möglichkeit zu reduzieren, dass sich die Patienten durch unsere Konfrontation in die Ecke gedrängt und beschämt fühlen, was eine abwehrende oder gar aggressive Reaktion zur Folge hätte.

BEISPIEL

Obwohl wir wiederholt den dominanten Umgang des Patienten mit seiner Partnerin und den nachteiligen Folgen für seine Partnerschaft thematisiert haben, beklagt er sich immer wieder darüber, dass seine Partnerin Diskussionen mit ihm ausweiche. Meine empathische Konfrontation lautet wie folgt: »Ich kann verstehen, dass Sie ein sehr diskutierfreudiger Mensch sind, und Ihre Durchsetzungskraft hat Ihnen beruflich sicherlich sehr geholfen. Aber können Sie verstehen, dass Ihr dominantes und aggressives Verhalten dazu geführt hat, dass Ihre Partnerin den Diskussionen mit Ihnen aus dem Weg geht?«

Bei einer empathischen Konfrontation versuchen wir nach Möglichkeit, den Patienten zu signalisieren, dass wir ihnen grundsätzlich keine bösen Absichten unterstellen.

BEISPIEL

»Herr Schmidt, Sie sind ein sehr ehrgeiziger Mensch und können sich in ein Projekt richtig reinsteigern. Und wahrscheinlich merken Sie dann gar nicht, wie verletzend und bedrohlich es für Ihre Mitarbeiter ist, wenn Sie als Chef sagen, dass Ihnen deren Familien egal seien und Sie erwarten, dass Ihre Mitarbeiter wie Sie bis nachts in der Firma arbeiten. Aber können Sie verstehen, dass solche Aussagen das Verhältnis Ihrer Mitarbeiter zu Ihnen belasten?«

Manchmal ist es sehr hilfreich, wenn wir unseren Patienten eine bessere Motivation unterstellen, als sie eventuell haben, um eine positive Veränderung bei ihnen anzustoßen. Hier passt das folgende Zitat von Goethe: »Wenn wir die Menschen nur nehmen, wie sie sind, so machen wir sie schlechter; wenn wir sie behandeln, als wären sie, was sie sein sollten, so bringen wir sie dahin, wohin sie zu bringen sind.«

Wir sollten nur konkrete Handlungen kritisieren und dabei gleichzeitig deutlich zum Ausdruck bringen, dass wir den Patienten grundsätzlich akzeptieren und schätzen. Damit vermeiden wir nämlich eine Beschämung, die darin besteht, dass eine Kritik sich nicht auf eine Handlung, sondern auf die ganze Person bezieht.

Gesprächsführung

Natürlich arbeiten wir mit unseren Patienten und Patientinnen intensiv an der Veränderung ihrer dysfunktionalen Kognitionen (Überzeugungen, Meinungen, Regeln usw.). Bezüglich der Gesprächsführung in solchen Situationen möchte ich exemplarisch einen wesentlichen Aspekt hervorheben, der uns hierbei hilft, unnötige Konfrontationen zu vermeiden.

Bei der Arbeit an dysfunktionalen Kognitionen gibt es verschiedene Ansätze, wie wir diese hinterfragen können. Nehmen wir beispielhaft die Einstellung »Ich bin den meisten Menschen überlegen!«, also eine typisch narzisstische Anspruchshaltung. Diese Einstellung können wir unter anderem auf die folgenden Arten und Weisen infrage stellen:

- »Woher nehmen Sie sich das Recht, dies zu behaupten?«
- »Was zeichnet Sie vor anderen Menschen aus?«
- »Ist es angemessen, dies zu glauben?«
- »Darf man eine solche Anspruchshaltung haben?«

Nun sind narzisstische Patienten durchaus geschickte Argumentierer, oder wie ein Patient von mir einmal sagte: »Wenn ich will, überzeuge ich jeden von meiner Meinung!« Und da wir durch die genannten Fragen einen Disput beginnen, werden sie die Neigung haben, uns hierbei als Gegner zu erleben, und folglich versuchen, uns von ihrer Meinung zu überzeugen. Dies kann bei den obigen Fragen zu unfruchtbaren Diskussionen führen, bei welchen es um die Frage geht, wer »recht hat« (weshalb diese Art der Disputation auch »empirische Disputation« genannt wird). Um dies zu vermeiden, bietet sich deswegen die folgende Frage an: »Hilft Ihnen diese Einstellung, Ihre Therapieziele zu erreichen?«

Bei dieser Art der Frage, die in der Verhaltenstherapie als »hedonistische« oder auch »funktionale« Disputation bekannt ist, spielt es keine Rolle, ob die Einstellung der Patienten »richtig« ist oder nicht. Wir treten den Patienten also nicht als Vertreter einer anderen Auffassung gegenüber, sondern nur als jemand, der ihnen helfen will, ihre therapeutischen Ziele zu erreichen. Nehmen wir zum Beispiel an, ein narzisstischer Patient vertritt die Ansicht, dass ihm intellektuell niemand gewachsen sei, schon gar nicht seine Frau. Zu Recht könnten wir ihn fragen, welche Argumente er für diese Ansicht vorbringen kann. Doch eine solche Art der Gesprächsführung wird häufig zu nichts führen, denn in die Enge getrieben, wird der Patient eher in eine Abwehrhaltung gehen. Außerdem würden wir als Vertreter der von uns als »richtig« empfundenen Auffassung auftreten und damit die Ebene der kooperativen Beziehungsgestaltung verlassen.

Ganz anders stellt sich aber die Situation dar, wenn wir ihn einfach fragten, ob ihm diese Auffassung helfen würde, sich mit anderen Menschen und insbesondere mit seiner Frau so gut zu verstehen, dass es zu keinen großen Auseinandersetzungen und Zerwürfnissen kommt. Wir stellen also nicht die Richtigkeit der Auffassung infrage, sondern nur deren Funktionalität (deren hedonistischen Aspekt) in Bezug auf seine adaptiven Bedürfnisse und seine therapeutischen Ziele. Einen meiner Patienten, der von sich behauptete, »genial« zu sein, konnte ich mit der augenzwinkernden Provokation aus seiner narzisstischen Ecke holen, dass geniale Menschen es sehr schwer im Leben hätten, da die anderen zu dumm seien, um ihn zu verstehen, oder zu neidisch, um einen den gebührenden Respekt zu erweisen, und man deswegen eher vereinsamen würde.

Wie ruinieren wir eine therapeutische Beziehung?

Immer wieder mache ich die Erfahrung, dass meine Frage »Was könnten Sie tun, damit es Ihnen besser geht?« bei Patienten erst einmal zu Ratlosigkeit und Schweigen führt. Wenn ich jedoch die Frage stelle: »Was könnten Sie tun, damit es Ihnen noch schlechter geht?«, ist die Resonanz in der Regel groß (»Im Bett liegen bleiben«, »Über mein Leben nachdenken«, »In den Tag hineinleben«, »Mit meinem Partner streiten«). Wir Menschen tun uns leider leichter, Probleme zu wälzen, als den Blick auf deren Lösung zu richten. Diese Neigung lässt sich zunutze machen, um die Grundlagen der Beziehungsgestaltung mit narzisstischen Patienten noch einmal zu verdeutlichen. Fragen wir uns also nicht: »Wie könnte mein optimales Beziehungsangebot für einen narzisstischen Patienten aussehen?«, sondern vielmehr: »Was muss ich tun, um meine Beziehung zu einem narzisstischen Patienten möglichst rasch und nachhaltig zu ruinieren?«

Nicht zuletzt anhand meiner eigenen Erfahrungen möchte ich Verhaltensweisen aufzeigen, die mit hoher Wahrscheinlichkeit narzisstische Patienten demotivieren, frustrieren, ärgern und kränken. Es ist nicht unwahrscheinlich, dass Sie bei dem einen oder anderen Beispiel an Ihre eigenen Patientenerfahrungen denken müssen und merken, was Sie selbst dazu beigetragen haben, dass es in Ihrer Beziehung zu dem Patienten geknirscht hat (ich zumindest habe jeden der im Folgenden genannten Fehler zumindest einmal gemacht ...).

Forderung der Fügsamkeit Machen Sie in den ersten Kontakten klar, dass der Patient sich Ihren Vorstellungen vom Ablauf der Therapie zu fügen habe. Verhalten Sie sich dabei möglichst unnachgiebig (etwa therapeutische Schritte und Inhalte vorgeben, Sätze wie »So sieht das Therapieprogramm hier nun einmal aus!« sind dabei sehr hilfreich).

Einer unter vielen Vermitteln Sie dem Patienten das Gefühl, dass er nur einer von vielen anderen Patienten ist, die Sie alle nach Schema F behandeln (»Diese Art von Therapie bieten wir hier allen Patienten an.«).

Moralische Abwertung Zeigen Sie dem Patienten deutlich, dass Sie narzisstische Eigenschaften und Verhaltensweisen grundsätzlich verurteilen und ablehnen (»So benimmt man sich einfach nicht!«).

Rigidität Zeigen Sie sich möglichst unflexibel (»Wir arbeiten nur mit Tusche in den nächsten Wochen.«, »Ich mache grundsätzlich keine Doppelstunden.«).

Betonung von Defiziten Schenken Sie den Ressourcen Ihres Patienten möglichst wenig Beachtung und konzentrieren Sie sich auf seine Probleme und Defizite (»Dass Sie beruflich erfolgreich sind, hilft Ihnen wenig, denn es geht hier um Ihre Beziehungsschwierigkeiten!«).

Konfrontation mit den Defiziten Konfrontieren Sie den Patienten möglichst häufig mit seinen Problemen und Defiziten (»Sie haben eine sehr abwertende Art!«, »Ihre Anspruchshaltung ist vollkommen unrealistisch!«, »Bei Ihrem Verhalten ist es kein Wunder, dass Sie entlassen wurden!«).

Vermeidung von Empathie Zeigen Sie möglichst wenig Empathie. Was immer der Patient an Problemsituationen berichtet, richten Sie Ihr Augenmerk nie auf seine Bedürftigkeit und Not in dieser Situation, sondern konfrontieren Sie ihn mit der Dysfunktionalität seines Verhaltens (»*So*, wie Sie Ihre Frau behandelt haben, ist es kein Wunder, dass sie Sie verlassen hat. So weh das Ihnen jetzt auch tut!«).

Demonstration eigener Souveränität Seien Sie perfekt und unangreifbar. Vermitteln Sie den Eindruck, dass Sie privat und beruflich alles im Griff haben, auf jede Frage eine Antwort finden, mit sich und Ihrem Leben zufrieden und im Reinen sind und sowieso über den Dingen stehen.

Persönliche Abstinenz Reagieren Sie auf Nachfragen des Patienten zu Ihnen und Ihrer Person grundsätzlich ablehnend und geben Sie nichts Persönliches preis (»Es geht hier um Sie und nicht um mich.«).

Schnellstmögliches Aufdecken Versuchen Sie so schnell und direkt wie möglich die vulnerable Seite des Patienten aufzudecken (»Ich möchte hinter Ihre glänzende Fassade schauen und verstehen, wer Sie wirklich sind!«).

Eigene Angreifbarkeit Zeigen Sie sich von provokanten Verhaltensweisen möglichst verunsichert und betroffen (»Warum müssen Sie mich immer so angreifen? Das hilft Ihnen doch nicht weiter und es setzt mich unter Druck!«).

Ablehnung von Wünschen Beziehen Sie den Patienten nicht in die Gestaltung der Therapie mit ein und reagieren Sie auf seine Wünsche ablehnend (»Nein, ich werde Ihnen keine Tipps geben, wie Sie Streitigkeiten mit Ihren Kollegen vermeiden können.«).

Abwehr von Kritik Wenn Sie kritisiert werden, dann zeigen Sie kein Verständnis und reagieren Sie möglichst defensiv oder gehen zum Gegenangriff über (»Dass die Ergotherapie wegen Krankheit ausfällt, kann man nicht ändern. Da hilft es auch nichts, wenn Sie sich aufregen!«).

Aber was mache ich, wenn ...?

Manchmal machen uns narzisstische Patientinnen und Patienten das therapeutische Leben schwer. Sie können uns in die Enge treiben, provozieren, unsere Grenzen austesten oder diese gar überschreiten und sind immer für eine Überraschung gut. »Aber was mache ich, wenn ...?«, diese Frage stellt sich wohl jedem, der mit ihnen zusammenarbeitet. Deshalb kann es sehr hilfreich sein, sich für typische schwierige Situationen eine Strategie zurechtzulegen. Damit reduzieren wir die Gefahr, dass wir spontan und unreflektiert reagieren, was oftmals von Nachteil für die therapeutische Beziehung ist. Im Folgenden möchte ich deshalb für eine Reihe von schwierigen Situationen mögliche Strategien an die Hand geben.

Fehlende Mitarbeit

Unlust, Schweigsamkeit, Nichterscheinen zu Therapien, Ablehnung therapeutischer Schritte – der Ausdruck von Motivationslosigkeit und fehlender Mitarbeit kann vielerlei Gestalt annehmen. Und mindestens ebenso viele Gründe können hierfür verantwortlich gemacht werden. Ohne dass wir an dieser Stelle der Vielfalt und Komplexität der Gründe gerecht werden können (vieles ergibt sich aus den Inhalten der vorherigen Kapitel), möchte ich eine Reihe möglicher therapeutischer Reaktionen aufzählen, die sich als hilfreich erwiesen haben. Natürlich sollten wir zuvor immer eine Hypothese bilden, aus welchem Grund dem Patienten wahrscheinlich seine Mitarbeit schwerfällt.

Offenheit Sprechen Sie die Situation, wie Sie diese erleben, offen an (»Ich habe den Eindruck, dass Sie mit etwas in der Therapie unzufrieden sind. Wenn ich damit richtig liege, würde mich natürlich interessieren, was Sie als frustrierend erleben.«). Narzisstische Patientinnen können ein offenes Wort in der Regel gut vertragen und geben uns oftmals auch ein direktes Feedback.

Indirektes Fragen Sie können ein indirekteres Vorgehen wählen, indem Sie am Ende einer Therapiestunde die drei Fragen stellen, die ich bereits vorgestellt habe (»Haben Sie den Eindruck, dass Sie Ihrem Ziel durch die Therapie näher kommen? Ist die Art und Weise, wie wir an Ihrem Problem arbeiten, für Sie passend? Fühlen Sie sich von mir verstanden und unterstützt?«).

Passende Inhalte Stellen Sie sich die Frage, ob die Inhalte der Therapie für den Patienten wirklich interessant sind oder er sich insgeheim mit einem ganz anderen Problem beschäftigt.

Ressourcenvernachlässigung Prüfen Sie, ob Sie in den letzten Stunden die Ressourcenaktivierung vernachlässigt und den Patienten vielleicht zu ausgiebig konfrontiert haben.

Kränkungen Vergewissern Sie sich, dass Sie den Patienten nicht unwissentlich gekränkt haben.

Defizitorientierung Fragen Sie sich, ob Sie durch Ihre Interventionen den Patienten vielleicht zu ausgiebig und intensiv mit seinem vulnerablen Selbst in Kontakt gebracht haben und er sich folglich überfordert fühlt. Sollte dies der Fall sein, dann können Sie ihm durch ein gezieltes ressourcenorientiertes Vorgehen wieder das Gefühl von Kompetenz ermöglichen, bevor Sie weiter an seinem vulnerablen Selbst arbeiten.

Narzisstische Menschen sind eher handlungs- und zielorientiert, sodass zu lange Phasen der Klärung ohne konkrete Veränderungen für sie wenig attraktiv sind. Wir sollten in dem Fall dafür Sorge tragen, dass sie immer wieder kleine und größere Erfolgserlebnisse haben.

Wenn die fehlende Mitarbeit als Widerstand im Sinne einer Übertragungsreaktion zu verstehen ist, sollte die entsprechende Arbeit hieran erfolgen. > Übertragung und Gegenübertragung, Seiten 44 ff., 129 ff.

Umgang mit Kritik

Narzisstische Patienten und Patientinnen setzen uns therapeutisch Tätige gerne durch Kritik und Forderungen unter Druck, was Ausdruck ihres Strebens nach Distanz und Dominanz ist. Sie wollen eben auch im Kontakt mit uns oftmals die Stärkeren und Mächtigeren sein und uns nicht zu nah an sich herankommen lassen. Es ist aber selbstverständlich, dass wir uns nicht auf einen Machtkampf einlassen, in welchem es darum ginge, wer von beiden recht hat. Zum einen können wir einen solchen Machtkampf kaum gewinnen und zum anderen: Selbst wenn uns dies gelänge, hätten wir therapeutisch verloren. Es geht ja nicht darum, die Patienten zu besiegen, sondern zusammen mit ihnen an ihren Problemen zu arbeiten.

Wenn man gewinnt, hat man verloren. Dieser Satz trifft sowohl auf die Patienten als auch auf uns zu, wenn es um Konfliktsituationen in der psychiatrischen Arbeit geht.

Wie immer wir also auf Kritik reagieren, es darf nicht in einem Machtkampf münden. Und um diesen zu vermeiden, müssen wir die Stärke und das Selbstbewusstsein haben, mit Kritik und Forderungen zunächst offen, akzeptierend und kompetent umzugehen. Wir versuchen also nicht, Kritik sofort zu widerlegen und Forderungen rundweg abzulehnen, und wir versuchen auch besser nicht, den Patienten dieses Verhalten sofort als Teil ihrer narzisstischen Problematik zu spiegeln. Es kann ja durchaus hilfreich sein, ein kritisches oder forderndes Verhalten als Ausdruck eines gesunden Selbstbewusstseins zu verstehen, zu dem Patienten auch im therapeutischen Kontext ihr gutes Recht haben. Wenn sich zum Beispiel ein Patient über das schlechte Essen in einer Klinik beschwert, mehr Einzelgespräche fordert, sich über eine falsche Auskunft zu einer stationären Aktivität mokiert, eine therapeutische Äußerung von uns kritisch hinterfragt, dann muss dies kein Zeichen einer narzisstischen Problematik sein, sondern einfach nur ein selbstbewusstes Verhalten (was natürlich noch nicht heißt, dass wir dem immer nachgeben müssen).

Die Patienten ernst zu nehmen heißt deswegen auch, ihre Kritik nicht reflexhaft therapeutisch zu hinterfragen (was nämlich einer subtilen Form der Zurückweisung und damit Konfrontation gleichkommt). Wenn wir beispielsweise mit den Worten kritisiert werden: »Ich halte wenig von Ihrem emotionsbezogenen Ansatz«, dann wäre die Antwort »Das ist Ihnen zu nah, nicht wahr?« schon solch eine Art der Zurückweisung. Zunächst wäre es sicherlich besser, wenn wir eine Antwort in der Art »Erzählen Sie mal, was Ihnen daran nicht gefällt!« wählten.

Weil narzisstische Patienten dominant auftreten, ist es für sie beruhigend, zu erleben, dass wir mit ihrer Kritik umgehen können, uns dieser stellen, nicht sofort einknicken oder hierauf abweisend (oder gar gekränkt?) reagieren. Wie ein Patient einmal meinte: »Ehrlich gesagt, mit so einem ganz weichgespülten Therapeuten kann ich nicht. Wenn der jedes Wort von mir auf die Goldwaage legt oder ich merke, wie der Angst vor mir hat, das macht mich irgendwie aggressiv. Ich weiß, dass das eine verkehrte Reaktion von mir ist, aber ich kann mit schwächeren Menschen schlecht umgehen.«

Wir sollten also mit kritischen und fordernden Patienten auf Augenhöhe umgehen, so wie wir es normalerweise auch mit anderen Menschen tun (bzw. tun sollten). Damit zeigen wir ihnen, dass wir sie ernst nehmen und bereit sind, uns mit ihnen auseinanderzusetzen. Erst wenn ihre Kritik und ihre Forderungen provokativ, abwertend oder gar grenzüberschreitend sind, sollten wir eine andere Reaktion wählen.

Provokationen und Abwertungen

»Was für ein Auto fahren Sie eigentlich? Opel oder Ford?« oder »Reicht es Ihnen wirklich aus, nur Oberärztin zu sein?«, fragt der Patient und grinst dabei. Wie reagieren wir am besten auf solche beiläufigen Provokationen?

Auch wenn die Versuchung groß sein sollte, so würde ich davon abraten, hierauf grundsätzlich ernsthaft zu reagieren, vorausgesetzt, es handelt sich um eine kleinere Provokation und nicht um eine grobe Abwertung unserer Person. Kleinere Provokationen sind für narzisstische Patienten eine Form der Kontaktaufnahme, und reagierten wir hierauf gekränkt, vorwürflich oder mit Schweigen, dann würden wir allzu leicht aus der Mücke einen Elefanten machen. Betrachten Sie solche Situationen deshalb eher als eine Art von Spiel, das narzisstische Menschen gerne spielen, und versuchen Sie hierbei humorvoll mitzuspielen. Es gibt kaum eine bessere Art, einen entspannten Kontakt aufzubauen als durch einen humorvollen Umgang miteinander!

BEISPIEL

Herr N. ist immer für kleine Provokationen gut, und als er die Krankenschwester nach einem Medikament fragt, das sie nicht kennt, sagt er mit einem ironischen Tonfall: »Sie sind aber schon

Krankenschwester, nicht wahr?« Schlagfertig und mit einem Augenzwinkern antwortet diese: »Ich habe mein Examen nur knapp bestanden. Deshalb muss ich so etwas nicht wissen!«

Wer sich jetzt fragt, ob er schlagfertig und humorvoll genug ist, um entsprechend reagieren zu können, aber zu einem negativen Urteil kommt, sollte sich mit dem Thema einmal näher beschäftigen. Humor und Schlagfertigkeit lassen sich nämlich trainieren, wenn man dazu bereit ist.

Legen Sie sich eine oder zwei Standardantworten zurecht, mit denen Sie sich bei Provokationen jederzeit aus der Affäre ziehen können.

Aber wie sollten wir reagieren, wenn das provozierende Verhalten aggressiver Natur ist, wenn die Anspielungen und Sprüche deutlich abwertender sind? Ich habe diese Frage häufiger narzisstischen Patienten direkt gestellt, und interessanterweise habe ich immer wieder eine dieser beiden Antworten bekommen:

- »Ich bekomme das gar nicht mit, dass meine Äußerungen den anderen verletzt haben!«
- »Ich teste den anderen immer aus, ob er stark und sicher genug ist, um mir standzuhalten!«

Hieraus lassen sich für unsere Reaktionen auf Abwertungen zwei Schlüsse ziehen. Zum einen sollten wir die Patienten *empathisch* mit ihrem Verhalten konfrontieren, damit sie lernen, was dieses bei den anderen Menschen auslöst. Dies tun wir am besten in Form der *kontingenten persönlichen Rückmeldung*. Kurz gefasst lassen wir den Patienten dabei wissen, was sein Verhalten bei uns persönlich an Gefühlen und Reaktionen auslöst (»Sie haben sich gerade lustig über mich gemacht und bei mir hat das Ärger ausgelöst. Können Sie das nachvollziehen?«). > Kontingente Rückmeldung, Seiten 117 f.

Zum anderen sollten wir selbstbewusst und konfliktfähig reagieren. Normalerweise erleben die Patienten angesichts ihres abwertenden Verhaltens nämlich, dass ihr Gegenüber unsicher bzw. gekränkt oder aggressiv reagiert. Diese Reaktionen können jedoch ihre narzisstische Überheblichkeit befördern, wenn sie es genießen, sich ihrem Gegenüber überlegen zu fühlen. Allerdings können sie durch diese Reaktionen auch selbst verunsichert werden, zumal wenn sie sich eigentlich hilfesuchend an diese Person gewandt haben. Knickt diese aber bei der ersten Provokation ein oder reagiert aggressiv, dann verliert sie in den Augen der narzisstischen Patienten den bei ihr gesuchten Nimbus von Halt und Hilfe.

Als Beispiel für eine sichere und konfliktfähige Haltung und die Bandbreite der Möglichkeiten unserer Reaktionen möchte ich mögliche Antworten auf die Provokation eines Patienten geben, der mich einmal fragte: »Haben Sie eigentlich vor bestimmten Patienten Angst?«:

- ohne Anzeichen der Verunsicherung offen unsere Irritation ansprechen (»Das kam jetzt wirklich unerwartet. Darüber muss ich offen gestanden erst einmal nachdenken.«);
- ehrlich sein (»Es muss schon viel passieren, dass ich Angst bekomme. Aber es gab schon einige Situationen, in denen ich mich mit Patienten unsicher gefühlt habe.«);
- neugierig bleiben (»Das ist eine interessante Frage! Was würden Sie tun, um mir Angst zu machen?«);
- hinterfragend (»Wenn Sie mir eine solche Frage stellen, dann tun Sie das bestimmt nicht ohne Hintergedanken. Warum wollen Sie das wissen?«);
- man kann Provokationen natürlich auch als sogenannten Beziehungstest auffassen, mit denen die Patienten herauszufinden versuchen, ob sie uns vertrauen können.

Letztlich gibt es aber keinen allein gültigen Weg im Umgang mit narzisstischen Verhaltenweisen. Das lässt natürlich Raum für Unsicherheit, macht aber die Therapie mit diesen Patienten spannend und abwechslungsreich.

Grenzüberschreitungen

Auch der nicht konfrontierende Umgang mit problematischen Verhaltensweisen hat seine Grenzen. Diese können ein Ausmaß annehmen, das wir weder tolerieren können noch sollten. Hierzu gehören:

- massive Abwertungen,
- aggressive Durchbrüche,
- persönliche Beleidigungen und Bedrohung,
- sexuelle Anspielungen bzw. Sexualisierung der therapeutischen Beziehung,
- Verfolgen von persönlichen Beziehungswünschen,
- Diffamierung bzw. Belästigung (etwa in sozialen Medien),
- Kontaktieren bzw. Aufsuchen von therapeutisch Tätigen in deren privatem Umfeld.

Solche Grenzüberschreitungen sollten wir auf keinen Fall hinnehmen. Vielmehr müssen wir hierauf klar und eindeutig reagieren, um weiterhin eine stabile Beziehung anbieten zu können. Bevor wir jedoch zur letzten Konsequenz im Sinne einer klaren und konfrontativen therapeutischen Grenzsetzung greifen, können wir versuchen, den Patienten mit den beiden folgenden Reaktionen zu einem anderen Verhalten zu bewegen:

Die kontingente Rückmeldung würden etwa so ausfallen: »Bei mir löst Ihre Bemerkung gerade ein Gefühl von Irritation und Unverständnis aus. Wollen Sie das?« > Kontingente Rückmeldung, Seiten 117 f.

Eine empathische Konfrontation könnte lauten: »Sie beschäftigen sich sehr intensiv mit bestimmten Entscheidungen und wollen dafür auch gesehen und geschätzt werden. Und vielleicht meinen Sie es auch gar nicht so, aber können Sie sich vorstellen, dass Ihre Formulierungen abwertend klingen?« > Empathische Konfrontation, Seiten 80 f.

Ist das Verhalten des Patienten jedoch sogar massiv abwertend oder grenzüberschreitend und reagiert er weder auf eine kontingente Rückmeldung noch auf eine empathische Konfrontation, dann ist eine klare therapeutische Grenzsetzung unerlässlich, damit wir überhaupt weiterhin mit ihm zusammenarbeiten können. Zu einer gelungenen Grenzsetzung gehört es, das Ansinnen des Patienten bzw. sein Verhalten klar und deutlich zurückzuweisen:

- »Nein, ich werde Ihnen nicht von meiner privaten Lebenssituation erzählen!«
- »Nein, meine Telefonnummer gebe ich Ihnen nicht!«
- »Nein, ich werde mich nicht mit Ihnen außerhalb meiner Praxisräume treffen!«
- »Nein, ich biete Ihnen keine zusätzlichen Therapiestunden an!«
- »Nein, ich werde mir Ihre Beschimpfungen nicht anhören!«

In dem Augenblick, in dem wir eine therapeutische Grenzsetzung vornehmen, geben wir dem Patienten vollständig die Verantwortung für die Veränderung seines dysfunktionalen Verhaltens. Wir ziehen uns gewissermaßen aus dem therapeutischen Prozess zurück und suchen nicht nach Lösungen bzw. Veränderungsmöglichkeiten für das Verhalten, sondern signalisieren klar und deutlich, dass dieses Verhalten aufhören muss. Dann ist es an dem Patienten, sich zu verändern.

Zeigt sich ein Patient bezüglich seiner problematischen Verhaltensweisen uneinsichtig, sollten Sie die Möglichkeit eines Therapievertrages in Betracht ziehen. Hier können Sie genau festlegen, welche

Verhaltensweisen nicht toleriert werden und was bei einem Wiederauftreten die Konsequenzen sein werden.

Wenn Patientinnen auf diese Grenzsetzung aber nicht einsichtig reagieren, müssen wir ihnen deutlich und unmissverständlich klarmachen, dass wir dies nicht akzeptieren und Konsequenzen ziehen werden:

- »Wenn Sie mich weiterhin privat zu kontaktieren versuchen, dann sehe ich mich nicht imstande, weiter mit Ihnen zu arbeiten.«
- »Wenn Sie weiterhin die Arbeit der anderen Patientinnen so offen kritisieren, dann können Sie leider nicht mehr zur Malgruppe kommen.«
- »Wenn Sie auf dieser Station behandelt werden möchten, dann müssen Sie Ihre Abwertungen des Pflegeteams unterlassen.«

Diese Konsequenzen sind nicht als Bestrafung zu verstehen, sondern dienen:

- unserem Schutz,
- der Erhaltung unserer Arbeitsmotivation,
- zur Motivation des Patienten, sich anders zu verhalten,
- einer stabilen therapeutischen Beziehung und
- einer konstruktiven und erfolgversprechenden Fortführung der Therapie.

Bezeichnenderweise fühlen sich therapeutisch Tätige, die eigene Grenzen einhalten können, durch die Auffälligkeiten ihrer Patientinnen und Patienten weniger belastet als diejenigen, die hierzu nicht in der Lage sind.

BEISPIEL

Der Patient fing am Ende der Stunde an, Bemerkungen über den Frühling, das schöne Wetter und die sogenannten schönen Dinge

des Lebens zu machen. Dann fragte er seine Therapeutin, ob sie derzeit in einer ernsthaften Beziehung sei und ob sie nicht Lust habe, ihn einmal außerhalb der Klinik zu treffen. Die Therapeutin benannte daraufhin zunächst ganz deutlich das Verhalten des Patienten (»Sie haben mich gerade nach meinem Beziehungsleben gefragt und mir dann vorgeschlagen, mit Ihnen etwas privat zu unternehmen.«), um dann eine klare Grenzsetzung zu vollziehen: »Wir befinden uns hier in einer therapeutischen Beziehung, und Sie haben an mich den Wunsch, dass ich Ihnen bei Ihren Problemen helfe. Dies geschieht hier in meiner Praxis und innerhalb unserer Therapiestunden. Ein privates Treffen ist deshalb grundsätzlich weder erlaubt noch würde ich dies wünschen. Ich möchte Sie bitten, dies grundsätzlich zu akzeptieren.«
Der Patient fügte sich zunächst dieser Grenzsetzung, setzte seine Annäherungsversuche einige Wochen später allerdings fort. Auf eine erneute Grenzsetzung reagierte er nahezu beleidigend: »Was ist denn los mit Ihnen?« Als er sich in den folgenden Stunden wahrscheinlich aufgrund dieser Kränkung abweisend, ironisierend und latent aggressiv zeigte, war eine Thematisierung dessen nicht mehr möglich. Daraufhin brach die Therapeutin die Therapie ab.

Wir müssen uns aber darüber im Klaren sein, dass wir solche Grenzsetzungen wirklich nur in Extremfällen vornehmen sollten. Narzisstische Patienten haben sicherlich ein Verhaltensrepertoire, das Arroganz, Provokation, Abwertung und Ähnliches umfasst. Aber wir sollten zunächst immer versuchen, einen therapeutischen Umgang hiermit zu finden und nicht vorschnell mit einer Grenzsetzung zu reagieren. Wo genau hier die Grenze zu setzen ist, lässt sich nicht verbindlich bestimmen und hängt letztlich auch von uns als Person ab.

Nach einer erfolgreichen Grenzsetzung sollte das betreffende Verhalten, wenn es im Rahmen einer Psychotherapie aufgetreten ist, kritisch reflektiert werden, da es sich wahrscheinlich um ein typisches Problemverhalten des Patienten handelt. Ist dieses Verhalten im stationären Alltag außerhalb der Psychotherapie aufgetreten (beim Pflegepersonal, bei Sozialarbeiterinnen, in der Ergotherapie), dann sollte die zuständige Psychotherapeutin davon erfahren, damit sie dies mit dem Patienten eingehender thematisieren kann.

Therapieabbruch

Brüche in der therapeutischen Beziehung bzw. richtiggehende Beziehungskrisen im Verlauf einer Psychotherapie oder längerfristigen psychiatrischen Behandlung sind normal und nicht zu vermeiden, erst recht nicht bei narzisstischen Patientinnen und Patienten. Bei der Zusammenarbeit mit diesen werden wir uns sogar häufiger mit einem Therapieabbruch konfrontiert sehen. Auch wenn wir dies grundsätzlich akzeptieren müssen, sollten wir nach einem Abbruch den Patienten immer signalisieren, dass wir weiterhin daran interessiert sind, mit ihnen zusammenzuarbeiten. Dies tun wir am besten, indem wir ihnen eine entsprechende Mail schreiben, dessen Inhalt natürlich keinerlei Vorwürfe enthalten darf, sondern nur unser Interesse und unsere Bereitschaft zur weiteren Zusammenarbeit zum Ausdruck bringen sollte.

Auch wenn erfahrungsgemäß die Wahrscheinlichkeit nicht sehr hoch ist, dass der Patient sich daraufhin wieder bei uns meldet, so geben wir ihm einerseits dennoch die Möglichkeit hierzu, ohne dass er sein Gesicht verliert. Andererseits kann er, auch wenn er nicht wiederkommt, durch diese Mail unsere Wertschätzung seiner Person erfahren und vielleicht als positives Erlebnis aus der Therapie mitnehmen.

Ich mache die Patienten zu Beginn der Therapie darauf aufmerksam, dass wir in der therapeutischen Beziehung sicherlich die ein oder andere schwierige Situation erleben werden (dass sie etwa enttäuscht, genervt oder verärgert von mir sein werden) und dass sie vielleicht sogar irgendwann den Wunsch verspüren würden, die Therapie abzubrechen. Dem füge ich hinzu, dass ich dies für vollkommen normal halte und ich mir gerne jetzt schon Gedanken machen würde, wie wir gemeinsam am besten damit umgehen könnten, wenn es so weit kommen sollte.

Kommen Sie möglichen Therapieabbrüchen zuvor, indem Sie sie früh genug ansprechen, die dahinterliegenden Gefühle für normal erklären und schon erste Absprachen treffen, wie in einer solch krisenhaften Situation von beiden Seiten vorgegangen werden könnte, um solche Zuspitzungen rechtzeitig zu vermeiden.

Techniken der Beziehungsgestaltung in der Psychotherapie

Eine Reihe von Techniken zur Beziehungsgestaltung kommt vorrangig im Rahmen einer individuellen Psychotherapie zum Einsatz. Diese erfordern einen kontinuierlicheren und intensiveren Patientenkontakt und sind Teil eines spezifischen therapeutischen Konzepts. Dennoch lassen sich ihre Erkenntnisse durchaus für andere Berufsgruppen und Arbeitssettings nutzen.

Die im Folgenden erläuterten Techniken der Beziehungsgestaltung haben also eine wichtige Funktion im psychotherapeutischen Prozess und dienen bestimmten Zielen. Zu ihrem Verständnis bedarf es des Wissens um grundlegende Aspekte und Ziele der Psychotherapie.

Es gibt verschiedene psychotherapeutische Verfahren, die sich teilweise deutlich voneinander unterscheiden. Diese Unterschiedlichkeit betrifft auch die Konzepte zur therapeutischen Beziehungsgestaltung, da diese eng verknüpft sind mit den jeweiligen Vorstellungen hinsichtlich der Entstehung und Behandlung der narzisstischen Problematik. So wird sich beispielsweise eine Verhaltenstherapeutin vor dem Hintergrund von klar definierten Therapiezielen eher aktiv, engagiert und strukturierend verhalten. Hingegen erfordert die aus der Tiefenpsychologie stammende übertragungsfokussierte Psychotherapie eine therapeutische Abstinenz, das heißt, die Therapeutin wird sich eher passiv verhalten und dem Übertragungsprozess des Patienten folgen, um diesen zu deuten und zu hinterfragen. Es würde aber an dieser Stelle zu weit führen, einen genauen Einblick in alle Verfahren zu geben. Ich werde mich auf grundlegende Strategien der Psychotherapie narzisstischer Patienten beziehen, wie sie in unterschiedlicher Gewichtung von verschiedenen psychotherapeutischen Verfahren verwendet werden (Caligor & Kernberg 2018; Lammers 2014 b; Sachse u. a. 2011; Stalujanis & Euler 2019; Young u. a. 2008).

Wir sollten in der Therapie narzisstischer Personen eine große Flexibilität hinsichtlich des Einsatzes unterschiedlicher Techniken und Strategien aus verschiedenen therapeutischen Verfahren aufbringen.

Allgemeine Psychotherapie narzisstischer Patienten

Für eine erfolgreiche Psychotherapie müssen wir zu Beginn eine genaue Zieldefinition vornehmen: Welche positiven Ziele will der Patient mit unserer Hilfe erreichen? Narzisstische Patientinnen und Patienten sind in der Regel sehr zielorientiert und folgen einer Psychotherapie nur dann, wenn sie sich hiervon etwas Positives versprechen. Was immer die individuellen Ziele sind und selbst wenn zu Beginn der Therapie aktuelle Probleme und deren Bearbeitung im Mittelpunkt stehen, so wird früher oder später die Analyse der doppelten Selbstwertregulation der Patienten in den Mittelpunkt rücken. Dabei werden wesentliche Aspekte ihres vulnerablen Selbst (insbesondere negative Grundannahmen) und die sich dahinter befindlichen frustrierten adaptiven Bedürfnisse thematisiert. > Therapeutische Allianz, Seiten 52 ff.

Letztlich sind es genau diese adaptiven Bedürfnisse (am häufigsten nach stabilen und befriedigenden sozialen Kontakten), welche die Patienten motivieren, sich zu verändern und auf narzisstische Verhaltensweisen zu verzichten. Durch unsere *komplementäre Beziehungsgestaltung* versuchen wir diese verborgenen adaptiven Bedürfnisse in der therapeutischen Beziehung zu befriedigen, um Vertrauen in uns und den therapeutischen Prozess aufzubauen und um den Patienten fortwährend eine positive Erfahrung in Bezug auf diese Bedürfnisse zu ermöglichen.

Doch damit sich narzisstische Patienten ihrer adaptiven Bedürfnisse bewusst werden und diesen einen größeren Platz in ihrem Leben einräumen, müssen sie zwangsläufig mit ihrem vulnerablen Selbst in Kontakt kommen. Da dieser Kontakt für sie sehr schmerzhaft ist, bedarf es unserer *empathischen* und *validierenden Haltung,* damit sie diesen schwierigen Weg gehen können. Außerdem kann die *therapeutische Selbstenthüllung* unserer eigenen Mittelmäßigkeiten, Schwächen und Probleme ihnen helfen, ihr vulnerables Selbst besser zu akzeptieren. Bei der Arbeit am vulnerablen Selbst kommt der *biografischen Arbeit* eine hohe Bedeutung zu, wodurch die Patienten die Entstehung durch problematische Beziehungserfahrungen verstehen lernen. Außerdem kommen hier Techniken der *Emotionsregulation* insbesondere bezüglich der regelhaft vorhandenen Schamgefühle zum Einsatz. > Vulnerables Selbst, Seiten 34, 75 ff., 134 f.

INTERAKTIONSANALYSEN Die (frustrierten) adaptiven Bedürfnisse, die durch das vulnerable Selbst zum Ausdruck kommen, können die Patienten aber nicht allein befriedigen, sondern hierzu bedarf es einer Neuausrichtung ihrer Verhaltensweisen im Kontakt mit anderen Menschen. So können sie ihr Bedürfnis nach Stabilität in Beziehungen nur dann befriedigen, wenn sie mehr Verständnis und Beachtung für die Bedürfnisse der anderen aufbringen und sich sozial kompetenter verhalten. Während sie also bislang in Beziehungen eher Wert auf Dominanz und Bewunderung durch andere gelegt haben, müssen sie nun eine *reziproke Beziehungsgestaltung* entwickeln, also eine Beziehung auf Augenhöhe. Sie müssen hierzu verstehen, dass stabile Beziehungen auf Geben und Nehmen und auf Verständnis und Ge-

genseitigkeit beruhen. Deswegen stehen sogenannte Interaktionsanalysen immer wieder im Mittelpunkt der Psychotherapie und auch in anderen Behandlungskontexten.

Mit diesen Interaktionsanalysen lernen die Patienten genau zu verstehen, was objektiv in einer Interaktion passiert ist, wie sie und ihr Gegenüber sich in der Interaktion gefühlt haben, was die Bedürfnisse beider Seiten gewesen sind und welchen Ausgang die Interaktion sowohl für sie als auch für ihr Gegenüber gehabt hat. Eine solche Interaktionsanalyse beinhaltet ein intensives Training der kognitiven Empathie (Perspektivwechsel), durch das die Patienten ein tieferes Verständnis für die Bedürfnisse und Motive ihrer Interaktionspartner entwickeln können und vor dessen Hintergrund sie lernen, ihr Verhalten entsprechend zu verändern.

Gleichzeitig wird am Aufbau interaktioneller Kompetenzen gearbeitet, die einen bestmöglichen Kompromiss zwischen ihren eigenen Bedürfnissen und denen anderer Menschen ermöglichen. Im Rahmen der interaktionellen Arbeit bieten wir uns als exemplarische Bezugsperson an, das heißt, wir machen den Patienten anhand unserer Person transparent, welche Auswirkungen ihre Verhaltensweisen auf andere Menschen haben. Man bezeichnet dies als »kontingente persönliche Rückmeldung«. Hierdurch können die Patientinnen lernen, ihre Empathie zu verbessern und sich in Folge sozial kompetenter zu verhalten. > Kontingente Rückmeldung, Seiten 117 f.

THERAPEUTISCHE SELBSTENTHÜLLUNG Ein weiteres Thema ist die korrigierende Arbeit an den unrealistischen Ansprüchen der Patienten und ihrer Angst vor Mittelmäßigkeit. Auch hier können wir unter anderem durch die therapeutische Selbstenthüllung unserer eigenen Mittelmäßigkeiten, Schwächen und Probleme ihnen helfen, ihre »normalen« und menschlichen Eigenschaften zu akzeptieren.

Ein individuelles Training interaktioneller Fertigkeiten (etwa durch Rollenspiele und Verhaltensexperimente) soll den Patienten des Weiteren dabei helfen, Beziehungen positiver zu gestalten und damit ihre bislang vermiedenen adaptiven Bedürfnisse besser befriedigen zu können. Hierzu kann ein grundsätzliches Training prosozialer Fertigkeiten verfolgt werden, die häufig defizitär sind. Zu diesen prosozialen Fähigkeiten gehören zum Beispiel:

- in Gesprächen aktiv zuhören,
- bewusst Interesse und Anerkennung äußern,
- in geeigneten Situationen Anteilnahme zeigen und Unterstützung anbieten,
- wichtigen Bezugspersonen bewusst etwas Gutes tun,
- eigene Unzulänglichkeiten und Fehler offenbaren.

Diese prosozialen Kompetenzen können die Patienten insbesondere durch unsere interessierte und empathisch-validierende Haltung sowie durch unser eigenes interaktionelles Verhalten (als Modell) lernen. Solche psychotherapeutischen Strategien sind:

- Lösung akuter Probleme,
- Schemaanalyse mit biografischer Arbeit,
- Korrektur dysfunktionaler Grundannahmen, Regeln und Pläne,
- Emotionsregulation von Scham, Angst und anderen »problematischen« Emotionen,
- Identifikation und Akzeptanz adaptiver Bedürfnisse,
- Umsetzung adaptiver Bedürfnisse in entsprechende Verhaltensweisen,
- Interaktionsanalysen (mit dem Fokus auf das Training der kognitiven Empathie),
- Training sozial kompetenter Verhaltensweisen.

Vor diesem Hintergrund möchte ich einige spezifische Techniken der Beziehungsgestaltung umreißen. Der Begriff der Technik bietet sich als Beschreibung von Beziehungen mit anderen Menschen nicht gerade an, aber mir erscheint er dennoch sinnvoll, denn es bedarf unserer bewussten und gezielten Beziehungsgestaltung, um narzisstischen Patienten therapeutisch helfen zu können. Nur wenn wir die einzelnen Möglichkeiten der Beziehungsgestaltung kennen und zu benennen wissen, können wir diese auch erlernen und spezifisch einsetzen. Aus diesen zunächst erlernten Techniken der Beziehungsgestaltung entwickelt sich bei wiederholter Anwendung ein Beziehungsangebot, das weder »technisch« noch »aufgesetzt« ist. Vielmehr werden diese Techniken der Beziehungsgestaltung genauso Teil unseres authentischen Verhaltens wie das Sprechen einer fremden Sprache, die man lange genug gelernt hat, um sie schließlich fließend zu sprechen und als natürlich zu empfinden.

Narzissmus und Strukturniveau

Für die Wahl der therapeutischen Methoden und der Beziehungsgestaltung ist das Strukturniveau der Patienten und Patientinnen entscheidend. Dieses Konzept kommt aus der Tiefenpsychologie und beschreibt den individuellen Entwicklungsstand bzw. »Reifegrad« der psychischen Funktionen und der Persönlichkeitsstruktur insgesamt (Ermann 2020). Auf einem hohen Strukturniveau sind Ich-Funktionen und Affektregulation intakt und die bevorzugten Abwehrmechanismen bestehen in der Verdrängung und der Sublimierung. Solche Personen können ihre Unsicherheit bzw. ihr vulnerables Selbst dauerhaft und stabil so regulieren, dass sie durch ihre narzisstischen Eigenschaften kaum in tiefgreifende Konflikte zu geraten drohen.

Auf einem mittleren Strukturniveau, das man auch als »neurotisches« Niveau bezeichnet, herrschen die Abwehrmechanismen der Idealisierung und der Entwertung vor. Die Persönlichkeitsorganisation ist für eine von Empathie und Validierung geprägte Psychotherapie, die mit aufdeckenden Elementen (etwa in Form der Übertragungsarbeit) arbeitet, hinreichend stabil.

Bei einem *niedrigen Strukturniveau* hingegen überwiegt die strukturelle Pathologie, sodass eine Kompensation bzw. Abwehr der vulnerablen Anteile nicht mehr verlässlich gelingt. Diese Patienten weisen ein ausgeprägtes bipolares Selbst mit Identitätsdiffusion, verzerrten Selbst- und Objektrepräsentanzen, fehlender Angsttoleranz und geringer Impulskontrolle auf. Es überwiegen primitive Abwehrmechanismen wie Spaltung, Verleugnung und Projektion, wie sie insbesondere bei Patienten mit einem malignen Narzissmus vorkommen. Die Persönlichkeitsorganisation ist labil und unter Belastung von Desintegration bedroht. Mit diesen Patienten sollte ein eher problemorientierter, klärender und supportiver Umgang mit einer Fokussierung auf das Hier und Jetzt und einer Konfrontation ihrer destruktiven Abwehrmechanismen gesucht werden. > Strukturniveau, Seiten 81 f.

Komplementäre Beziehungsgestaltung

In Bezug auf Beziehungen haben wir alle individuelle Bedürfnisse, wie wir von den anderen Menschen gesehen und von ihnen behandelt werden wollen. Je mehr ein anderer Mensch beispielsweise auf unsere Beziehungsbedürfnisse positiv, das heißt komplementär reagiert, desto wohler fühlen wir uns im Kontakt mit ihm und desto mehr entwickeln wir Vertrauen zu ihm.

Vor diesem Hintergrund wäre es für uns sehr einfach, mit narzisstischen Patienten eine positive therapeutische Beziehung zu etablieren, in der sie sich sicher und wohlfühlen: Wir müssten uns immer nur komplementär in Bezug auf ihre jeweiligen narzisstischen Bedürfnisse verhalten. Wollen sie Anerkennung, dann geben wir ihnen Anerkennung (»Ich bin wirklich beeindruckt, wie viel Geld Sie verdienen!«).

Wollen sie Mitleid, dann geben wir ihnen Mitleid (»Es gibt wenig Menschen, denen es so schlecht wie Ihnen geht!«). Und wollen sie Zustimmung, dann geben wir ihnen Zustimmung (»Ja, ich denke auch, dass Ihre Arbeitskollegen schuld an dem Konflikt sind.«). So einfach könnte eine den Bedürfnissen der Patienten komplementäre Beziehungsgestaltung sein, aber dies wäre natürlich komplett untherapeutisch. Um eine therapeutische komplementäre Beziehungsgestaltung hiervon abzugrenzen, müssen wir uns mit dem Konzept der Spiel- und der Motivebene vertraut machen.

Persönlichkeitsstörungen sind zum überwiegenden Teil interaktionelle Störungen. Die Bedürfnisse persönlichkeitsgestörter Patienten an andere Menschen und ihr hieraus entspringendes Verhalten sind einseitig und übertrieben. Man spricht von dysfunktionalen Interaktionen, da sie zu gravierenden Problemen in privaten und beruflichen Beziehungen führen. Von Rainer Sachse (2016) wird diese offensichtlich gestörte Art der Interaktion als »Spielebene« bezeichnet. Bei narzisstischen Patienten stehen insbesondere die folgenden Beziehungsmotive im Mittelpunkt der Spielebene:

- Anerkennung
- Einzigartigkeit
- Wichtigkeit
- Autonomie
- Überlegenheit

Unsere komplementäre Beziehungsgestaltung sollte also nicht darin bestehen, dass wir den Motiven der Spielebene entsprechend handeln, denn damit verstärken wir ja das narzisstische Verhalten. Dennoch kann es zu Beginn einer Therapie wichtig sein, dass wir den Patienten die Befriedigung ihrer narzisstischen Bedürfnisse auf der Spielebene nicht komplett verweigern. Dies wäre für sie oftmals zu frustrierend und würde ihr Selbstwerterleben gerade zu Beginn der Therapie bedrohen. Es kann deshalb für den Aufbau einer stabilen Beziehung hilfreich sein, wenn wir uns anfänglich wohldosiert auch komplementär zur Spielebene verhalten. Wir sagen dann etwa: »Ja, es ist beeindruckend, was man sich alles leisten kann, wenn Geld keine Rolle spielt.« Oder: »Es ist interessant, wie schnell Sie Ihre Ziele erreicht haben.« Oder auch: »Ja, vielleicht waren Ihre Kollegen Ihnen wirklich nicht gewachsen und deshalb neidisch auf Sie.« Am besten betrachtet man diese komplementäre Haltung zu den Motiven der Spielebene als eine Art Eintrittskarte, die wir bei den Patienten einlösen, damit sie sich überhaupt auf eine Therapie einlassen.

Seien Sie gerade zu Beginn des Kontakts nicht zu streng mit sich selbst und den Patienten und versuchen Sie lieber erst einmal, einen Fuß in die Tür zu bekommen, indem Sie in begrenztem Maß auf die narzisstischen Motive eingehen.

Doch therapeutisch kommen wir natürlich nicht weiter, wenn wir uns dauerhaft komplementär zur Spielebene verhalten. Es gibt aber noch eine andere Ebene von Bedürfnissen, die auf den ersten Blick oftmals nur schwer zu erkennen ist und zu der wir uns im Sinne der therapeutischen Ziele komplementär verhalten sollten. Grundsätzlich können wir nämlich davon ausgehen, dass sich hinter jedem Problemverhalten und den zugehörigen narzisstischen Motiven andere Bedürfnisse verbergen. Bedürfnisse, die, würden die Patienten sie in den Kontakt mit den anderen Menschen einbringen, zu ehrlicheren, offeneren und engeren Beziehungen führen. Doch diese adaptiven Bedürfnisse und die entsprechenden Motive zeigen uns die Patienten nicht, da sie mit diesen biografisch frühe negative Beziehungserfahrungen gemacht haben und sich deshalb hinter dem vulnerablen Selbst verbergen. Man kann nach Sachse von einer »Motivebene« sprechen, womit die Ebene der authentischen und adaptiven Bedürfnisse gemeint ist. Zu der Motivebene gehören im Wesentlichen:

- Geborgenheit
- Wertschätzung als Mensch
- Sicherheit
- Verständnis
- Zufriedenheit

Ein grundsätzliches Problem von Patienten mit einer narzisstischen Persönlichkeitsstörung besteht demnach im Auseinanderklaffen und in der Widersprüchlichkeit der aktiven maladaptiven Motive ihrer Spielebene, die ihren narzisstischen Verhaltensweisen entsprechen, und der passiven adaptiven Motive ihrer Motivebene.

Die narzisstischen Motive der Spielebene dienen dabei als Ersatzbefriedigungen für vermiedene Bedürfnisse der Motivebene. Wir können folglich davon ausgehen, dass sich hinter jedem maladaptiven Motiv der Spielebene ein adaptives Motiv auf der Motivebene verbirgt. Und hier kommt die eigentliche komplementäre Beziehungsgestaltung ins Spiel.

MOTIVSUCHE Mit zunehmendem Verlauf der Therapie lassen wir die Motive der Spielebene außer Acht und versuchen uns komplementär zu den verborgenen Bedürfnissen der Motivebene zu verhalten. Wir reagieren also zum Beispiel nicht darauf, dass der Patient uns erzählt, wie unzulänglich seine Kollegen sind, sondern wir zeigen ihm Verständnis für seine Frustration, dass er in seiner Firma unbeliebt ist (und dies eben ohne den sofortigen Vorwurf, dass er ja offensichtlich selbst daran schuld sei). Und wir stimmen ihm nicht zu, wenn er sich abwertend über seine Partnerin äußert, die ihn verlassen hat, sondern bringen Verständnis für seine Einsamkeitsgefühle und den Wunsch nach einer stabilen Partnerschaft auf. Wir stellen uns also immer wieder die Frage, welche normalen und adaptiven Bedürfnisse sich hinter der narzisstischen Fassade verbergen und wie wir uns zu diesen in der jeweiligen Situation komplementär verhalten können.

ABBILDUNG 6

Spiel- und Motivebene

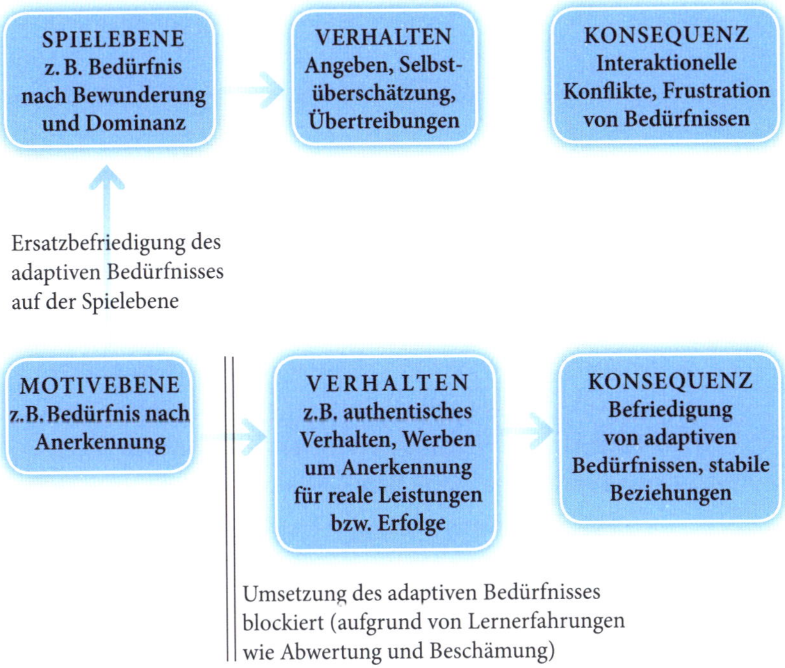

Ein häufiger Grund für viele schwierige Therapiesituationen ist darin zu suchen, dass wir den Patienten überwiegend auf der Spielebene begegnen und hier mit ihnen in Konfrontation geraten.

Was passiert, wenn man als junger Therapeut aus Unwissenheit zu einer komplementären Beziehungsgestaltung nicht in der Lage ist? Ein Beispiel aus der eigenen Erfahrung:

BEISPIEL

Zur Aufnahme kam ein 35-jähriger Polizist, der seit nunmehr vier Jahren wegen Depressionen krankgeschrieben war (bei eingehenderer Diagnostik konnte eine narzisstische Persönlichkeitsstörung festgestellt werden). Die Vorgeschichte war kurzgefasst die folgende:

Mit Leib und Seele Polizist, hatte er sich früh für eine Laufbahn in einem Sondereinsatzkommando entschieden und das entsprechende Training durchlaufen. Doch kurz nach dem erfolgreichen Abschluss des Trainings wurde bei einer Routineuntersuchung eine Verschlechterung seiner Sehschärfe festgestellt, sodass er für die Arbeit in einem Sondereinsatzkommando plötzlich nicht mehr infrage kam. Vielmehr wurde ihm eine Position im normalen Streifendienst angeboten, in dem er jedoch schon nach kurzer Zeit mit seinen Kollegen in Streit darüber geriet, wie seiner Auffassung nach ein guter Polizist seine Aufgaben zu erfüllen habe. Nach einer Auseinandersetzung mit seinem unmittelbaren Vorgesetzten, was ein Disziplinarverfahren zur Folge hatte, wurde er wegen eines »Nervenzusammenbruchs« dauerhaft krankgeschrieben.

In der Therapie klagte der Patient ausgiebig über die angeblich grauenhaften Zustände bei der Polizei, wie stümperhaft dort der Umgang mit Kriminalfällen sei und dass es angesichts der geringen Intelligenz des durchschnittlichen Polizisten kein Wunder sei, wenn so viele Straftaten unaufgeklärt blieben. Nach drei Therapiestunden versuchte ich diesen stereotypen Ausführungen ein Ende zu bereiten, indem ich sinngemäß sagte, dass diese Abwertungen seiner Kollegen und deren Arbeit zum einen wohl kaum angemessen seien und zum anderen ihm nicht weiterhelfen würden in seiner schwierigen Situation. Hierauf reagierte der Patient mit Entrüstung und fragte mich, woher ich denn wisse, wie die Arbeit der Polizei aussähe, und wie ich mir hierüber ein Urteil bilden könne. Außerdem sei ich genau wie alle anderen, die ihn nicht verstehen würden, und ich würde ihm auch nicht helfen können (womit er letzten Endes leider recht hatte).

Zwei Wochen später brach er die Therapie ab.

In meiner damaligen Ahnungslosigkeit hatte ich ihn auf der Spielebene massiv konfrontiert und frustriert. Erst nachdem ich später das Konzept der komplementären Beziehungsgestaltung kennengelernt und mich eingehender mit narzisstischen Patienten beschäftigt hatte, wurde mir klar, wie ich hätte reagieren müssen, um mit diesem Patienten in Kontakt zu bleiben. Ich hätte seinen spürbaren Wunsch, ein hervorragender Polizist zu sein und dafür auch Anerkennung zu bekommen, als angemessene Motivebene erkennen und hierauf komplementär reagieren müssen. Dies hätte zum Beispiel so aussehen können: »Ich kann sehr gut verstehen, dass Sie mit Ihrer Berufsauffassung und Ihrem Ehrgeiz im normalen Streifendienst frustriert waren.« Damit hätte ich sein adaptives Bedürfnis nach Verständnis und Anerkennung befriedigt, und vielleicht wäre er in Folge bereit gewesen, seine dysfunktionalen Reaktionen (Abwerten von Kollegen, Beleidigungen von Vorgesetzten, gekränkter Rückzug) selbstkritisch zu betrachten.

Bei der komplementären Beziehungsgestaltung versuchen wir herauszufinden, welche adaptiven Bedürfnisse bzw. Motive der individuelle Patient auf seiner Motivebene hat, die er sich aber nicht zu zeigen traut (häufig, weil er in der Vergangenheit bzw. Kindheit enttäuschende Erfahrungen gemacht hat, wenn er diese Bedürfnisse gezeigt hatte). Und genau diesen verborgenen Bedürfnissen gegenüber versuchen wir uns komplementär, das heißt bedürfnisbefriedigend zu verhalten. Hierdurch können die Patienten die nicht zu unterschätzende korrigierende Beziehungserfahrung machen, dass sie sich für ihre verborgenen Bedürfnisse nach Geborgenheit, Liebe und echter Wertschätzung nicht schämen müssen, sondern dass diese von anderen Menschen geteilt und auch befriedigt werden können.

Die komplementäre Beziehungsgestaltung dient zum einen dazu, dass die Patienten sich von uns verstanden und wertgeschätzt fühlen, was ihre Bereitschaft zur Mitarbeit erheblich steigert. Sie werden es in der Folge immer weniger für nötig befinden, auf die Befriedigung der narzisstischen Motive ihrer Spielebene zu bestehen, das heißt, ihr Widerstand gegen uns und den therapeutischen Prozess nimmt ab. Stellen wir uns einmal die folgende Situation vor:

Ein Patient schimpft auf seine Freundin: »Da mache ich mir die Mühe und suche mir wirklich das beste Restaurant aus, damit sie einen schönen Abend hat. Ich kenne mich schließlich mit der gehobenen Küche aus und war in allen Sternerestaurants der Stadt. Und dieses Restaurant ist unschlagbar! Übrigens auch vom Preis. Das könnte sich meine Freundin allein nie und nimmer leisten. Aber das ist ihr ja egal! Stattdessen mäkelt sie nur am Essen herum. Veganerin! So ein Schwachsinn!«

Natürlich könnten wir den Patienten hier auf vielfältige Art und Weise konfrontieren: mit seiner Abwertung der Freundin, seiner selbstgefälligen und dominanten Art, der Betonung der Kostspieligkeit des Restaurants. Aber dies würde nur dazu führen, dass er sich unverstanden fühlen, sich gegen unsere Kritik zur Wehr setzen und vielleicht in der Folge nicht mehr von seinen Problemen mit der Freundin berichten würde. Wir können aber als verborgenes adaptives Bedürfnis vermuten, dass der Patient einfach für seine Mühe von seiner Freundin (und auch von uns!) geschätzt werden möchte, und uns hierzu komplementär verhalten, indem wir etwa sagen: »Sie haben sich wirklich viel Mühe gegeben und hätten dafür gerne die Freude und das Lob Ihrer Freundin erlebt!« Wahrscheinlich würde der Patient sich verstanden fühlen und wäre später umso eher bereit, sich unter unserer Anleitung selbstkritisch mit Punkten wie der Abwertung seiner Freundin oder seiner einseitigen Motivation, diese zu beeindrucken, auseinanderzusetzen.

Kontingente persönliche Rückmeldung

Wenn wir stabile professionelle Beziehungen führen wollen, müssen wir die Auswirkungen unseres Verhaltens auf andere Menschen verstehen bzw. miterleben können. Nur so können wir fortlaufend einschätzen, ob wir mit unserem Verhalten die Bedürfnisse der anderen Menschen hinreichend berücksichtigen und befriedigen, sodass diese sich im Kontakt mit uns als »gesehen« erleben und wohlfühlen. In einer gesunden sozialen Interaktion befinden wir uns deshalb zu einem Teil qua unserer Empathie emotional und kognitiv immer im Kopf des jeweilig anderen Menschen und fragen uns, wie dieser gerade die Situation erlebt, was für Bedürfnisse er gerade hat und wie wir auf seine Bedürfnisse positiv reagieren könnten.

EMPATHIE Diese Fähigkeit zur Empathie ist bei narzisstischen Patienten nicht hinreichend ausgeprägt. Ihre Empathiearmut ist aber nicht ausschließlich ein früh gelerntes oder gar neurobiologisch bedingtes Unvermögen als vielmehr auch ein Unwillen, sich mit anderen Menschen zu beschäftigen, sowie eine Abneigung gegen alle emotionalen Erlebnisse, die mit der Nähe zu anderen Menschen auftreten. Folglich sind sie in ihrer eigenen Welt gefangen und beschäftigen sich überwiegend nur mit sich selbst und ihren eigenen Bedürfnissen. Und weil sie häufig sehr dominant und kontrollierend auftreten, reagieren wiederum andere Menschen auf sie eher zurückhaltend und zeigen ihnen nicht, was ihr Verhalten bei ihnen auslöst. Folglich haben sie Schwierigkeiten, zu verstehen, in welchem Ausmaß ihr Verhalten bei anderen Menschen negative Reaktionen wie Ablehnung, Frustration, Enttäuschung, Ärger, Irritation usw. hervorruft.

Narzisstische Patienten werden deshalb kaum stabile Beziehungen führen können, solange sie sich nicht für die innere Welt der anderen Menschen interessieren, weder mit einer Partnerin noch mit Freunden und Kollegen. Deshalb ist ein Training der kognitiven Empathie (auch »Perspektivwechsel« genannt) so überaus wichtig. Sie müssen sich immer wieder mit der Frage beschäftigen, wie es dem jeweilig anderen Menschen mit ihnen gerade geht und was für einen Einfluss ihr Verhalten auf ihn hat. Was läge also näher, als die therapeutische Beziehung für ein solches Training zu nutzen? Wir können in Situationen, in welchen die Patienten sich uns gegenüber narzisstisch verhalten, ihnen Einblicke geben, welche Gedanken und Gefühle ihr Verhalten bei uns auslöst.

Das Thematisieren unserer persönlichen Reaktionen mag für uns zunächst fremd sein, denn natürlich haben wir gelernt, als Helfende unsere Person und unsere persönlichen Reaktionen in psychiatrischen Settings auszuklammern. Doch kann es von großer Hilfe für narzisstische Personen sein, wenn wir von dieser Regel punktuell und gezielt abweichen und ihnen etwas von unserem persönlichen Erleben preisgeben. Folglich können wir ihnen darüber Auskunft geben, was es mit uns macht, wenn sie sich uns gegenüber arrogant verhalten, abwertend über ihren Partner sprechen oder sich uns gegenüber distanziert und dominant geben. Man nennt diese Technik der Beziehungsgestaltung »kontingente persönliche Rückmeldung« (McCullough 2011).

BEISPIEL

Der Patient schimpft auf seine Freundin: »Manchmal habe ich bei meiner Freundin das Gefühl, ich rede zu einer Schwachsinnigen.

Ich meine, so ein wenig Naivität ist ja ganz süß, aber wenn ich ihr die größten Selbstverständlichkeiten erklären muss, und sie rafft es immer noch nicht, dann kann ich sie doch nicht als erwachsenen Menschen ernst nehmen?«
Die Therapeutin reagiert mit einer kontingenten persönlichen Rückmeldung: »Sie sind jetzt sehr aufgeregt und wütend, und vielleicht merken Sie gar nicht, was für Worte Sie benutzen, aber ich möchte Ihnen kurz schildern, was diese Worte in mir auslösen. Ich bin zum Beispiel eben wirklich erschrocken, als Sie von Ihrer Freundin als einer Schwachsinnigen gesprochen haben, und war sogar etwas ärgerlich über Ihren abwertenden Tonfall. Können Sie das nachvollziehen?«

Bei einer kontingenten persönlichen Rückmeldung, wenn diese kritisch ausfällt, sollte immer eine empathische Bemerkung vorweggehen. Damit versuchen wir die Konfrontation unserer kritischen Rückmeldung abzumildern, sodass die Patienten sich mit dieser auch auseinandersetzen können und nicht gleich in eine Abwehrhaltung gehen.

Wenn uns in den geeigneten Situationen eine persönliche Rückmeldung gelingt, dann vertieft das unsere Beziehung zu den Patienten und lässt diese eine wichtige Neuerfahrung machen. Hieran anknüpfend, können wir uns dann ihre typischen interaktionellen Probleme anschauen, die der Situation in der therapeutischen Beziehung oftmals sehr ähnlich sind.

Die therapeutische Beziehung und unsere persönliche Rückmeldung sind immer stellvertretend für alle anderen Beziehungen des Patienten. Deshalb verknüpfen wir unsere persönliche Rückmeldung immer mit der Frage: »Kennen Sie das aus anderen Beziehungen von Ihnen?«

Bei narzisstischen Patientinnen und Patienten müssen wir aber auch damit rechnen, dass unsere kontingente persönliche Rückmeldung auf Kritik stößt. Was also tun, wenn zum Beispiel ein Patient mit den Worten reagiert: »Es geht hier aber nicht um Sie und Ihre Gefühle, sondern um mich!«? In dem Fall hat der Patient auf die Nähe und auf die Konfrontation durch unsere persönliche Rückmeldung mit einer typischen narzisstischen Bewältigungsstrategie reagiert. Diese gilt es zu problematisieren, ohne den Patienten weiter zu konfrontieren. Beispielhaft wäre hierfür die folgende Antwort: »Sie haben absolut recht, dass es hier um Sie geht, und ich hätte Ihnen nicht von meinen Gedanken und Gefühlen berichtet, wenn ich nicht glauben würde, dass eine solche Rückmeldung für Sie wichtig und hilfreich sein könnte. Ich sitze Ihnen nämlich nicht nur als Therapeutin gegenüber, sondern auch als Mensch, und meine menschlichen Reaktionen kann ich nicht einfach abschalten. Und vielleicht ist meine Reaktion auf Sie ähnlich derjenigen anderer Menschen? In diesem Fall könnte es für Sie überaus wichtig sein, dass Sie genauer mitbekommen, was Ihr Verhalten bei mir auslöst!«

Wir sollten aber vor lauter Problemfokussierung immer noch die Ressourcenaktivierung im Auge behalten, immerhin ein sehr wichtiger Wirkfaktor therapeutischer Angebote. Denn natürlich kann und sollte unsere kontingente persönliche Rückmeldung auch positiver Natur sein! Unsere Patienten sollen also auch mitbekommen, wenn ihr Verhalten bei uns positive Gefühle auslöst. Schließlich leben (nicht nur) narzisstische Personen von positiven Erlebnissen, und je häufiger sie eine positive Rückmeldung für ein sozial kompetentes oder empathisches Verhalten von uns bekommen, desto wahrscheinlicher werden sie sich auch in Zukunft so verhalten.

BEISPIEL

Der Patient dankt der Sozialarbeiterin für ihre Unterstützung mit den Worten: »Ganz ehrlich, Ihre Hilfe war für mich total wichtig. Allein hätte ich das nicht geschafft!« Darauf gibt ihm die Sozialarbeiterin die Rückmeldung: »Wissen Sie, so, wie Sie das gerade gesagt haben, freut mich das wirklich sehr!«

Therapeutische Selbstenthüllung

Narzisstische Patienten versuchen, Beziehungen einseitig zu gestalten, indem sie egozentrisch, überlegen, dominant und häufig auch ausbeuterisch auftreten. Deswegen zielt die therapeutische Behandlung auf die Motivation und Fähigkeit ab, reziproke Beziehungen einzugehen (also Beziehungen auf Augenhöhe, wo ein Gleichgewicht des Gebens und Nehmens besteht). Ein Aspekt der Reziprozität ist es nun, sich als Mensch mit seinen Fehlern, Unzulänglichkeiten, Schwächen und Unsicherheiten zeigen zu können und die anderen Menschen ebenfalls so anzunehmen. Nur so können die Patienten die Erfahrung machen, dass sie von anderen Menschen auch dann gemocht und angenommen werden, wenn sie nicht perfekt und nicht besser als die anderen sind. Dieses Element der Reziprozität ist aber in der therapeutischen Beziehung in der Regel nicht vorgesehen, da ja wir als Therapeuten aus einer Position der Überlegenheit heraus zu helfen versuchen.

Natürlich sind wir aber weder als Helfende noch als Menschen fehlerlos und perfekt. Ginge unsere Haltung bzw. unser Erscheinungsbild und Auftreten auch nur ansatzweise in die Richtung der Allwissenheit, Überlegenheit, Unantastbarkeit, dann gäben wir für narzisstische Patienten ein denkbar schlechtes Modell ab. Genau dies ist ja der Zustand, den sie selbst anstreben und der ihnen in vielerlei Hinsicht Probleme bereitet.

Eigentlich geht es in therapeutischen Angeboten für narzisstische Patienten darum, dass sie einen menschlicheren Umgang mit sich selbst und anderen Personen erlernen.

UMGANG MIT SCHWÄCHEN Ein weitaus besseres Modell sind wir Helfenden, wenn wir ab und zu unsere normalen, mittelmäßigen, konflikthaften, unsicheren und schwachen Seiten offen zeigen, sofern wir einen akzeptierenden und konstruktiven Umgang damit gefunden haben. Dieser offene und akzeptierende Umgang trägt zu unserer Sicherheit und Stabilität bei, die vielen narzisstischen Patienten fehlen. Diese müssen immer die Stärkeren, Besseren, Überlegenen sein, was sie letztlich auch so empfindlich gegenüber Kritik, Misserfolgen und Trennungen macht. Ihre schwachen Seiten jedoch zu akzeptieren, das fällt ihnen nicht zuletzt deshalb schwer, weil sie ihr Gegenüber als Konkurrenten sehen und ihn oftmals auch in diese Rolle drängen. Dies trifft ebenso auf uns Helfende zu, die wir gewissermaßen darauf trainiert sind, qua unserer Profession eher Stabilität und Stärke zu verkörpern. Dabei entsteht in den Köpfen der Patienten das Bild eines Menschen ohne Schwächen, das natürlich nicht der Realität entspricht, sondern eine Projektion ihres eigenen grandiosen Selbst darstellt. Dieses Bild vom professionellen Helfer hilft ihnen aber nicht, sich mit ihrem vulnerablen Selbst auseinanderzusetzen.

Deshalb kann in den geeigneten Augenblicken eine »Selbstenthüllung« unserer individuellen Schwächen, unserer Misserfolge oder aber einfach nur unserer mittelmäßigen, menschlichen und normalen Seiten für die Patienten sehr hilfreich sein. Wir sollten dabei aber immer nur jene Seiten von uns offenbaren, mit denen wir einen akzeptierenden und konstruktiven Umgang gefunden haben. Wir enthüllen also nicht nur eine Schwäche oder einen Misserfolg, sondern immer auch unsere Lösung hierfür. Diese Lösung kann eine sehr praktische sein oder aber auch in unserer Akzeptanz und Gelassenheit im Umgang mit unveränderbaren Erlebnissen und unseren Persönlichkeitseigenschaften bestehen.

BEISPIEL

Herr H. lebt in ständigen Vergleichen mit anderen Menschen. Wer hat mehr Erfolg, mehr Geld, ist attraktiver, sportlicher? Und wann immer er bei anderen Menschen eine Überlegenheit spürt, werden diese von ihm abgewertet (»Das ist ein Arschkriecher! Kein Wunder, dass der befördert wurde!« oder »Klar, wenn man nichts im Kopf hat, dann kann man sich mit Bodybuilding einen Adoniskörper zurechtstylen!«). Als er auf seinen Medizinstudienplatz zu sprechen kommt, erwähnt er nicht zum ersten Mal seine Abiturnote von 1,1. Darauf erwidere ich: »Sie sind schon ein Leistungsmensch. Schauen Sie mich an, mein Abi-Schnitt war 2,9 ...« Sein Gesichtsausdruck bei dieser Information ist nur schwer zu beschreiben. Auf der einen Seite erstaunt, aber gleichermaßen erleichtert und nahezu freudig. Auf seine Frage, wie ich denn dann habe Medizin studieren können, berichte ich ihm von den damaligen Testverfahren, bei denen ich gut abgeschnitten hatte.
Diese therapeutische Selbstenthüllung wurde dann Ausgangspunkt einer Therapiesequenz, in der es um seine fragile Selbstwertstabilisierung durch soziale Vergleiche ging.

Allerdings können wir auch die konkreten Strategien offenbaren, die uns dabei geholfen haben, mit dem betreffenden Problem zurechtzukommen.

BEISPIEL

Wie viele narzisstische Patienten reagiert Frau F., die als Abteilungsleiterin in einem großen Unternehmen arbeitet, auf jegliche Form von Kritik seitens ihrer Mitarbeiterinnen und Mitarbeiter mit Abwertung, Wut und unverhohlener Aggressivität. »Das kann ich mir echt nicht bieten lassen! Nachher tanzen die mir alle auf der Nase herum!« Hierauf antworte ich ihr: »Ach, wissen Sie, da beschreiben Sie eine Situation, die doch alle Menschen kennen, die in irgendeiner Form eine Führungsposition haben. Ich habe mich zu Beginn über solche Mitarbeiter auch wahnsinnig aufregen können. Aber es gibt einen Kniff, der mir sehr geholfen hat, ruhiger und kompetenter zu reagieren. Man nennt diesen Kniff ›Perspektivwechsel‹, was ganz einfach bedeutet, dass man die Situation nur aus der Perspektive des Mitarbeiters betrachtet und versucht, die Situation aus dessen Sicht zu verstehen und dann eine Lösung zu finden. Oftmals merke ich dann, dass ich an der Stelle des Mitarbeiters genauso handeln würde. Diese Einsicht hindert mich zwar nicht daran, notwendige Entscheidungen zu treffen, aber es hilft mir, ruhiger zu bleiben.«

So hilfreich die therapeutische Selbstoffenbarung sein kann, so sparsam sollten wir diese einsetzen. Schließlich geht es in der Therapie um die Patienten, und bei allzu häufigen Berichten über uns selbst verbraucht sich der therapeutische Effekt dieser Technik. Außerdem steigt dann die Gefahr, dass die therapeutische Beziehung dauerhaft auf eine allzu persönliche Ebene gehoben wird.

BEISPIEL

In der Therapie des Patienten geht es konkret um die Gestaltung der Beziehung zu seiner Freundin. In der Stunde berichtet er davon, dass diese »immer gleich so emotional wird«, wenn es zu Diskussionen kommt. Dann würde er den Respekt vor ihr verlieren, und regelmäßig ende die Diskussion darin, dass er sich über sie lustig mache und sie »nachäffe«. Er richtet an mich die konkrete Frage, ob ich das denn nicht auch kennen würde?

Sicher, ich könnte mit einer therapeutischen Selbstenthüllung reagieren, denn natürlich habe ich Beziehungserfahrungen, bei denen mich die Emotionalität einer anderen Person (und es muss sich dabei nicht zwangsläufig um Partner handeln) überfordert hat. Aber würde das dem Patienten in der Situation helfen? Ich entscheide mich gegen eine Selbstenthüllung und für die Technik des Normalisierens und antworte: »Das ist sicherlich eine Herausforderung für jeden Menschen, egal, ob für einen Mann oder eine Frau. Aber solche Situationen sind normal für jede Beziehung, und die Herausforderung ist, damit so umgehen zu lernen, dass es nicht zu einer Eskalation kommt. Lassen Sie uns mal sehen, wie Sie sich in solchen Augenblicken selbst beruhigen und hilfreich damit umgehen können.«

Therapeutische Selbstenthüllungen können wichtige Schritte in der Entwicklung des Patienten auslösen, sollten aber dennoch zurückhaltend eingesetzt werden, um die professionelle Beziehung nicht auf eine allzu persönliche Ebene abgleiten zu lassen.

Umgang mit Beziehungstests

Auffallende, provokante und problematische Verhaltensweisen, die wir als unangenehm und gar störend erleben, können auch als Beziehungstests aufgefasst werden. Die zugrunde liegende Vorstellung hierbei ist, dass die Patienten mit diesen Verhaltensweisen eine Reaktion bei uns provozieren wollen, anhand derer sie erkennen können, ob wir vertrauenswürdig für sie sind oder nicht. Solche Beziehungstests sind nur vor dem Hintergrund von belastenden und nicht selten sogar traumatischen Beziehungserlebnissen zu verstehen, die sie in ihrer Entwicklungsgeschichte mit wichtigen Bezugspersonen gemacht haben (Andreas u. a. 2019). So zum Beispiel mit einem Vater, für den der spätere Patient als Kind nie gut genug war und von dem er für den Ausdruck seiner eigenen Interessen und Meinungen bestraft wurde. Oder mit einer Mutter, die ihr Kind überwiegend mit Vorwürfen bedacht hat, weil es angeblich kein gutes Kind oder sogar ein unerwünschtes Kind sei. Solche gravierenden Erlebnisse führen zu entsprechenden pathogenen Überzeugungen über sich selbst und die zu erwartende Reaktion anderer Menschen auf die eigene Person. > Schemata, Seiten 129 ff.

Wird ein Kind von seinen Eltern zum Beispiel vernachlässigt, dann entwickelt es leicht die Überzeugung, dass es nicht liebenswert sei und andere Menschen auch kein Interesse an ihm haben würden. Solche pathogenen Überzeugungen gehen mit negativen Emotionen wie Scham, Schuld, Angst, Einsamkeit, Traurigkeit oder Hilflosigkeit einher und erzeugen einen Leidensdruck. In der Therapie wollen die Patienten und Patientinnen diese pathogenen Überzeugungen und negativen Emotionen letztlich verändern, auch wenn sich diese gewohnt und gewissermaßen normal anfühlen. Es gibt nun vier wesentliche Wege, wie diese Veränderung erfolgen kann:

- durch die Entwicklung von Einsicht – dies ist Gegenstand psychotherapeutischer Strategien wie der biografischen Arbeit oder der Analyse von Schemata;
- durch die therapeutische Beziehung – hier spielt besonders die affektive Beziehung, getragen durch die Empathie und Wertschätzung der Helfenden, eine große Rolle;
- durch die Bearbeitung von Übertragungsreaktionen;
- durch Beziehungstests.

Patienten verhalten sich uns gegenüber oftmals diesen pathogenen Überzeugungen gemäß, obwohl sie die Angst haben, dass wir genauso wie ihre Eltern (bzw. andere ehemalige Bezugspersonen) reagieren werden. Wenn wir uns aber genau zu dem Verhalten provozieren lassen, welches sie von früher her kennen, dann haben wir diesen Beziehungstest nicht bestanden. Sie fühlen sich dann schmerzhaft in ihren negativen Überzeugungen bestätigt, was jedoch paradoxerweise mit einem Gefühl der Erleichterung einhergeht, weil diese Reaktion für sie vertraut ist und damit »kontrollierbar« erscheint.

BEISPIEL

Herr H. hat die verabredeten »Hausaufgaben« nicht gemacht, was er aber in provozierender Offenheit nicht nur zugibt, sondern auch noch anfügt: »Ist für mich auch eher Kinderkram: meine Gedanken und Gefühle aufschreiben. Das kann für andere Patienten sinnvoll sein, aber nicht für mich!«

Darauf reagiert die Therapeutin mit den Worten: »Sie hatten aber zugestimmt, dass Sie diese Aufgaben erledigen. Dann erwarte ich von Ihnen auch, dass Sie sich daran halten!«

Ohne es zu wissen, hat sie damit den Beziehungstest nicht bestanden. Herr H. hatte nämlich extrem strenge Eltern, die hohe Leistungsforderungen an ihn stellten, auf deren Nichterfüllung sie mit Strenge und Unnachgiebigkeit reagierten. Die Reaktion der Therapeutin interpretiert Herr H. deswegen als »Die will auch nur, dass ich mich anpasse. Wie es mir wirklich geht, interessiert die überhaupt nicht!«.

Bestanden hätte sie den Beziehungstest, wenn sie wie folgt geantwortet hätte: »Wahrscheinlich haben Sie einen guten Grund für Ihre Ablehnung. Erzählen Sie mal genau, was Sie an den Hausaufgaben gestört hat!«

PROVOKATIONEN Ob bewusst oder unbewusst, registrieren die Patienten genau, wie wir auf ihre Provokationen reagieren, das heißt, sie testen uns, und wie bei jedem Test können wir diesen bestehen oder aber durchfallen. Auch wenn sie durch ihr Verhalten genau die Reaktion bei uns provozieren, die ihre negativen Annahmen über andere Menschen bestätigen (etwa dass keiner sie wirklich mag oder andere Menschen egoistisch seien), wünschen sie sich insgeheim, dass wir uns anders verhalten. Einen Beziehungstest zu bestehen heißt, eben nicht wie ihre früheren Bezugspersonen zu reagieren, denn nur damit widerlegen wir ihre pathogene Überzeugung.

Wir müssen demnach die Biografie eines Patienten ziemlich gut kennen, um einen Beziehungstest bestehen zu können. Unsere Reaktion hängt nämlich davon ab, welche Erfahrung der Patient mit seinen frühen Bezugspersonen gemacht hat. Hat ein Patient unter der Vernachlässigung seitens seiner Eltern gelitten und die Erfahrung gemacht, dass es diesen zum Beispiel egal war, ob er seine Schulaufgaben gemacht hat oder nicht, dann würden wir mit der oben genannten akzeptierenden Reaktion diesen Beziehungstest nicht bestehen. Diese Reaktion würde vom Patienten genauso wie bei seinen Eltern als desinteressiert und vernachlässigend wahrgenommen werden und seine pathogene Überzeugung bestätigen, dass er unfähig und wertlos sei. Um diesen Beziehungstest zu bestehen, müssten wir ihm vielmehr zeigen, dass wir uns für ihn und seine Entwicklung interessieren, weshalb es uns eben nicht egal sein kann, ob er seine Hausaufgaben macht oder nicht. Unsere Entgegnung kann dann so klingen: »Es mag sicherlich einen Grund gegeben haben, warum Sie Ihre Hausaufgaben nicht gemacht haben, worüber wir gleich sprechen sollten. Aber lassen Sie mich zuvor betonen, dass mir Hausaufgaben sehr wichtig sind. Ich möchte, dass Sie von dieser Therapie profitieren, und da sind Hausaufgaben ein wichtiger Teil Ihres Fortschritts!«

Beziehungstests können mitunter die Form eines aggressiven, provozierenden und therapieschädigenden Verhaltens annehmen, sodass es einer therapeutischen Grenzsetzung bedarf. Dennoch können wir auch dann den Beziehungstest des Patienten bestehen, indem wir ihm entgegen seiner Erwartung deutlich zu verstehen geben, dass wir ihn nicht wie frühere Bezugspersonen verlassen werden, sondern vielmehr gewillt sind, die Therapie mit ihm fortzusetzen (wenn er bereit ist, an seinem therapieschädigenden Verhalten zu arbeiten).

Aggressive, provozierende und therapieschädigende Verhaltensweisen können Beziehungstests sein, auf die wir nicht gekränkt und abweisend reagieren sollten. Vielmehr sollten wir bemüht sein, auch diese zu verstehen und zu bestehen, indem wir eine passende Reaktion hierauf finden.

Therapeutische Arbeit mit der Übertragung

Patienten mit einer Persönlichkeitsstörung bringen ihre interaktionellen Probleme auch in die Beziehung zu uns Helfenden ein. Dieses Phänomen wird in der Tiefenpsychologie als »Übertragung« bezeichnet (mittlerweile auch in der Verhaltenstherapie unter diesem Namen bzw. unter dem Begriff der »Problemaktualisierung« in der therapeutischen Beziehung). Unter dem Begriff der Übertragung verstehen wir alle in der therapeutischen Beziehung auftretenden problematischen interaktionellen Erlebnis- und Verhaltensweisen narzisstischer Patienten, egal, welche Ursache sie haben. Im engeren Sinne versteht man hierunter jedoch nur die Erlebnis- und Verhaltensweisen, die auf zumeist unbewussten emotional-kognitiven Beziehungsschemata beruhen, die sich in Folge (traumatischer) vergangener Beziehungserfahrungen herausgebildet haben. Der Patient reagiert auf die Therapeuten also so, wie er es bei einer Person in seiner frühen Geschichte gelernt hat.

Aus tiefenpsychologischer Sicht zeigen narzisstische Patientinnen und Patienten am häufigsten die folgenden Übertragungen (Wolf 1998):

Spiegelübertragung Hierbei sucht der Patient nach einem anderen Menschen, der ihn anerkennt, lobt und bewundert. Er sucht – in der Begrifflichkeit der Selbstpsychologie – nach einem annehmenden und bestätigenden Selbstobjekt.

Idealisierung Hierbei projiziert der Patient seine grandiosen Selbstanteile auf seinen Therapeuten, sieht bei ihm außerordentliche und besondere positive Eigenschaften und erlebt ihn als Teil seines narzisstischen Selbst.

Verschmelzungsfantasien Die Patientin sieht ihre Therapeutin als eine Erweiterung des eigenen Selbst, die kein eigenes Zentrum von Initiative hat, sondern nur zur Befriedigung ihrer Bedürfnisse existiert.

Abwertung Der Patient projiziert seine negativen Selbstanteile, die er bei sich selbst zu vermeiden und zu bekämpfen sucht, auf seine Therapeutin. Diese Abwertung kann sehr deutlich sein oder sich auch hinter Gleichgültigkeit verbergen.

Neid Hierbei sieht die Patientin Anteile ihrer idealisierenden Selbstfantasien durch den Therapeuten verkörpert und ist mit ihrem eigenen Mangel- bzw. Defizitgefühl konfrontiert.

Abhängigkeit Obgleich indifferent bezüglich der realen Person der Therapeutin, benötigt der Patient diese als Quelle der positiven Beachtung.

Misstrauen Die Patientin vermutet, dass ihre Therapeutin sie eigentlich nicht mag, sie insgeheim abwertet und bloßstellen möchte.

Die therapeutischen Vorgehensweisen zum Umgang mit der Übertragung unterscheiden sich in der Tiefenpsychologie (bei welcher die Arbeit an der Übertragung zentrales Element der Therapie ist) und beispielsweise der Verhaltenstherapie. Beide Verfahren verfolgen aber das Ziel, den Patienten eine Einsicht in ihr unbewusstes Problemverhalten und dessen Wurzeln in vergangenen Beziehungserfahrungen zu ermöglichen, damit sie sich in gegenwärtigen Beziehungen flexibler verhalten können. Unterschiede bestehen insbesondere in den Konsequenzen für die therapeutische Beziehungsgestaltung. Tiefenpsychologische Therapeutinnen und Therapeuten versuchen durch eine sogenannte therapeutische Abstinenz (eher passives Verhalten ohne gezielte Beeinflussung der Patienten durch eigene Ideen und Anregungen) die Übertragungsreaktion der Patienten zu fördern (Körner 2018). Verhaltenstherapeuten hingegen reagieren auf Übertragungen, wenn diese offensichtlich und wiederholt auftreten, ohne dass ihre Beziehungsgestaltung primär auf deren Förderung ausgerichtet ist (Lammers 2017).

Junge Verhaltenstherapeuten, für welche die Arbeit mit der Übertragungsreaktion (bislang) nicht so sehr im Fokus stand, reagieren auf das narzisstische Verhalten der Patienten häufig ablehnend und verärgert, da sie sich hierdurch in ihrer therapeutischen Arbeit behindert fühlen (»Wenn der Patient sich nicht so verhalten würde, könnte ich wirklich etwas in der Psychotherapie mit ihm erreichen.«). Alle Therapeuten, die mit persönlichkeitsgestörten Patienten arbeiten, haben aber gelernt, deren Problemverhalten in der therapeutischen Beziehung eher zu begrüßen, da sie hierdurch umso direkter und effektiver an den Problemen arbeiten können.

Machen wir uns zunächst noch einmal das Ziel unserer Arbeit deutlich: Die Patienten sollen einerseits begreifen, dass sie mit automatischen und unreflektierten Emotionen und Bewertungen (maladaptiven Schemata) und den entsprechenden Verhaltensweisen (Bewältigungsstrategien) immer wieder auf die gleiche Art und Weise auf andere Menschen reagieren. Und natürlich sollen sie auch die Psychodynamik und deren Entstehungsgeschichte verstehen lernen, die hierfür verantwortlich ist. Vor diesem Hintergrund werden die negativen Auswirkungen ihrer Übertragungsreaktion auf ihre Beziehungen zu anderen Menschen herausgearbeitet. Hierbei liegt der Fokus insbesondere darauf, dass die Patienten durch ihr Verhalten oftmals genau jene Reaktion bei anderen Menschen hervorrufen, die sie ihnen als deren originäres Verhalten unterstellen und die sie befürchten – wenn etwa eine eher aggressive und feindselige Übertragungsreaktion bei den anderen Menschen zu Rückzug und Ablehnung führt, was der Patient wiederum als Beweis dafür nimmt, abgelehnt zu werden, und deshalb sein Misstrauen und seine Feindseligkeit für berechtigt hält.

BEISPIEL

> Der 28-jährige Patient kommt im Rahmen einer Beziehungskrise in Therapie. Sehr schnell zeigt er in unserer Beziehung das folgende Problemverhalten: Wann immer ich eine Aussage treffe, einen Vorschlag mache, widerspricht er mir, im besten Fall ergänzt er meine Aussage um ein seiner Meinung nach noch fehlendes Element. Selbst wenn ich ihm bezüglich seiner Ansichten Recht gebe, widerspricht er mir, als ob er es nicht ertragen könne, mit mir einer Meinung zu sein.
>
> Als ich ihn hierauf anspreche, reagiert er zunächst mit einem Widerspruch (»Da irren Sie sich aber, Herr Lammers. Ich bin eigentlich jemand, der immer erst einmal zuhört!«). Doch in der weiteren Exploration stellt sich heraus, dass Harmonie, in welcher Form auch immer, für ihn kaum zu ertragen ist. Erst im Widerspruch würde er sich als ein Individuum erleben, und dieses Verhalten sei für ihn auch in anderen Beziehungen typisch. Er habe dabei das Gefühl, dass andere Menschen ihn grundsätzlich kritisch sähen und er sich immer von ihnen abgrenzen oder sogar verteidigen müsse. In der biografischen Arbeit kommen wir auf seine Mutter zu sprechen, die ihn immer bevormundet und ihm das Gefühl gegeben habe, dass er dumm und von ihr abhängig sei. Stück für Stück kann er dann in der Beziehung zu mir erfahren,

dass ich mich ihm nicht überlegen glaube und auf Augenhöhe mit ihm zusammenzuarbeiten versuche. So kann er seine korrigierenden und besserwisserischen Anmerkungen nach und nach einschränken.

Nun gehört die Arbeit an der Übertragung sicherlich zu den komplexesten Aufgaben in den psychiatrischen Berufsfeldern. Zumal wir hierzu uns selbst hinreichend gut kennen und unsere eigenen Schemata und automatischen Reaktionen (»Gegenübertragungen«) verstanden haben müssen, um diese auch angemessen regulieren zu können. Wenn ich im Folgenden die wesentlichen Aspekte dieser therapeutischen Arbeit schildere, dann handelt es sich um eine starke Vereinfachung, die nur als Anregung für eine weiterführende Beschäftigung hiermit zu verstehen ist. Insbesondere in der Tiefenpsychologie werden etliche Konstellationen der Übertragung konzeptualisiert und mit sehr komplexen psychodynamischen Modellen begründet (Caligor & Kernberg 2018; Körner 2018).

Die Arbeit an der Übertragung in der therapeutischen Beziehung kann in die folgenden Schritte unterteilt werden:

- Hypothesenbildung,
- Thematisieren des Problemverhaltens,
- Analyse des Problemverhaltens,
- Erarbeitung alternativer Verhaltensweisen.

Da die direkte Arbeit an der Übertragung einen deutlich konfrontativen Charakter hat, sollte diese erst erfolgen, wenn die therapeutische Beziehung so vertrauensvoll und stabil ist, dass sie dieser Belastung standhält.

Hypothesenbildung

Bevor wir überhaupt mit einem Patienten über seine narzisstische Übertragung sprechen, sollten wir uns selbst Gedanken machen, wie wir sie in seinem Fallkonzept hypothetisch einordnen können. > Fallkonzept, Seiten 26 f., 78

Angesichts des Verhaltens stellen wir uns Fragen wie:

- Welches sind die möglicherweise passenden Grundannahmen und konditionalen Gedanken bzw. Pläne, die dieses Verhalten erklären können?
- Welche problematischen Emotionen könnte der Patient durch sein Verhalten zu vermeiden und/oder zu bekämpfen versuchen?
- Welche Reaktionen bewirkt oder verhindert der Patient durch sein Verhalten bei uns?
- Zu welchen Erlebnissen bzw. Bezugspersonen in seiner Entwicklungsgeschichte passt dieses Verhalten?

Diese Beschäftigung mit den Hypothesen zu dem Verhalten des Patienten hilft uns auf mehrfache Art und Weise:

- Zunächst konzentrierten wir uns auf das Verstehen des Patienten und reduzieren damit die Wahrscheinlichkeit, sofort und damit häufig untherapeutisch zu reagieren.
- Durch die Hypothesenbildung bekommen wir Ansatzpunkte der Problemanalyse und -bearbeitung an die Hand.
- Durch das tiefere Verständnis des Patienten können wir uns leichter ein Bild davon machen, welches adaptive Bedürfnis dem Problemverhalten zugrunde liegt.
- Mit einer passenden Hypothese können wir unsere Reaktion auf das Problemverhalten besser planen.

Typischerweise werden narzisstische Patienten in ihrem Therapeuten entweder eine überlegene, grandiose und ihnen gegenüber abschätzige Person sehen (was ihrem eigenen grandiosen Selbst entspricht) oder eine wertlose und unterlegene Person (was wiederum ihr vulnerables Selbst widerspiegelt).

Thematisieren des Problemverhaltens

Der Einstieg in die Arbeit an der Übertragung besteht darin, den Patienten und Patientinnen ihr problematisches Verhalten bewusst zu machen. Eine direkte Rückmeldung, die grundsätzlich auf eine empathisch-interessierte Art und Weise erfolgen sollte, ist hierbei der einfachste Weg. Diese Rückmeldung kann bzw. sollte zunächst ohne eine Deutung erfolgen, da diese eine Interpretation des Verhaltens beinhaltet, was Widerspruch hervorrufen könnte. Bei der direkten Rückmeldung begeben wir uns auf eine gemeinsame Metaebene, von wo aus wir uns die jeweilige Gesprächssituation gemeinsam anschauen: »Könnten wir hier einmal innehalten? Ich würde Sie gerne auf etwas aufmerksam machen, was mir gerade aufgefallen ist. Ich habe Sie soeben darüber informiert, dass ich übernächste Woche im Urlaub sein werde, und Sie haben dazu angemerkt, dass ich wohl froh wäre, keine Patienten sehen zu müssen. Habe ich das so richtig wiedergegeben?«

Für den Patienten hat dieser Ansatz den Vorteil, dass er sich zunächst eher kognitiv und distanziert mit seinem Verhalten und dessen Hintergrund beschäftigen kann. Dies ist umso wichtiger, als die Patienten auf direkte Deutungen (»Sie verhalten sich so, weil Sie damit Ihrer Angst vor Nähe ausweichen können.« oder »Sie wollen mich mit Ihrem Verhalten abwerten, da Sie im Inneren neidisch auf mich sind.«) eher abwehrend reagieren. Je direkter und aufdeckender wir uns verhalten, desto eher werden die Patienten sich verschließen und ihr Verhalten zu rechtfertigen versuchen.

Da narzisstische Patienten ein hohes Bedürfnis nach Kontrolle haben, lassen wir uns zu Beginn unserer Zusammenarbeit ihr grundsätzliches Einverständnis geben, dass wir sie beim Auftreten problematischer Verhaltensweisen direkt darauf ansprechen dürfen. Hierdurch sind sie auf diese Rückmeldung vorbereitet und erleben keinen Überraschungseffekt, der einen bedrohlichen Kontrollverlust darstellen könnte.

Die Arbeit an der Übertragung sollte immer in Bezug auf grundsätzliche interaktionelle Problematiken des Patienten angesetzt werden. Deswegen lautet eine häufig gestellte Frage in diesem Zusammenhang: »Kennen Sie diese Situation, dieses Verhalten, dieses Problem aus Ihrem Kontakt mit anderen Menschen?«

Analyse und Bearbeitung des Problemverhaltens

Wenn wir ein typisches Problemverhalten in der therapeutischen Beziehung erkannt haben, dann wollen wir dessen Ursprünge in vergangenen Erfahrungen und deren Niederschlag in Form von Schemata und Bewältigungsstrategien herausarbeiten. Wir können hierfür auf das individuelle Fallkonzept zurückgreifen, welches wir zu Beginn der Therapie mit jedem Patienten erarbeiten. > Fallkonzept, Seiten 26, 78

Für die spezifische Situation führen wir dann eine Verhaltensanalyse durch, um zu erfahren, welche Gedanken, Erinnerungen, Gefühle der Patient in der entsprechenden Situation hatte. Auch ist von Interesse, welche Vermutungen oder gar Überzeugungen er über unsere Gedanken und Gefühle in der Situation hatte. Natürlich kommen in einer solchen vertikalen Verhaltensanalyse (frühe Erfahrungen, Lerngeschichte usw.) auch die prägenden Beziehungserfahrungen aus der Kindheit zur Sprache (Abbildung 7).

ABBILDUNG 7

Problemaktualisierung in der therapeutischen Beziehung bzw. Übertragung

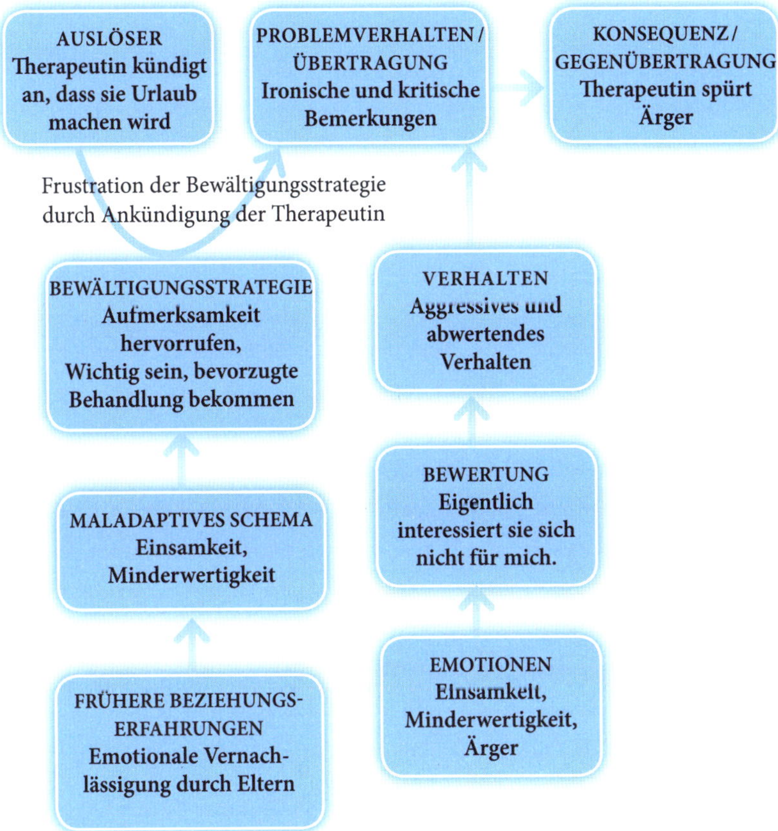

Das Beispiel aus Abbildung 7 ist ein typischer Übertragungsprozess narzisstischer Patienten, die durch eine distanzierte und herablassende Haltung ihr Bedürfnis nach Bindung und ihre Angst vor Verletzungen zu verbergen versuchen. Diese Haltung gilt es zunächst zu respektieren, was jedoch nicht ausschließt, diese Haltung zu benennen und ihre Funktionalität als interaktionelle Strategie herauszuarbeiten. Im Verlauf können wir den Patienten Hypothesen für das situative Auftreten dieser Bewältigungsstrategie anbieten. Aus der biografischen Arbeit ergeben sich oftmals wichtige Erklärungen für die Psychodynamik der Übertragung, was für die Patienten häufig eine wichtige Erkenntnis ist, die ihnen hilft, sich und ihr Verhalten besser zu verstehen.

An dieser Stelle findet dann der Übergang von der Problemklärung hin zur Problembewältigung statt, indem nach einer angemessenen Form der Bewertung von Situationen und einem adaptiven Verhalten gesucht wird (der Übergang von einer Übertragungs- hin zu einer Realbeziehung). Je nachdem, welche Ursache sein distanziertes Verhalten hat, kann nach neuen Verhaltensweisen gesucht werden, die der Patient ausprobieren kann. Ist zum Beispiel Angst vor Verletzungen ursächlich, kann der Patient lernen, durch Nachfragen die Interpretation der Gedanken und Motive der Helfenden zu überprüfen.

BEISPIEL

Bei dem Patienten fiel auf, dass er zu jedem Thema irgendeine kluge Bemerkung machen musste. Wo immer es sich anbot, versuchte er entweder durch sein Wissen zu glänzen oder durch eine geistreiche Bemerkung oder ein klassisches Zitat. Außerdem versuchte er des Öfteren, Begriffe aus der Psychotherapie in den Therapiestunden zur Anwendung zu bringen (»Jetzt versuchen Sie gerade eine kognitive Umstrukturierung bei mir.«). Als er wieder einmal mit einem psychotherapeutischen Begriff hantierte, sprach ich ihn hierauf an: »Mir fällt auf, dass Sie sehr häufig Begriffe aus der Psychotherapie gebrauchen und auch in anderen Zusammenhängen mir immer wieder Ihr zugegebenermaßen umfangreiches Wissen und Ihre Bildung demonstrieren. Wissen Sie, wovon ich rede?«

Da der Patient meine Beobachtung bestätigte und auch bejahte, dass er in anderen Kontakten ähnlich auftreten würde, schauten wir uns diese und andere Situationen genauer an. Das Ergebnis dieser Analyse war, dass der Patient Eltern mit sehr hohen Leistungsansprüchen gehabt hatte, die auf schlechtere Zensuren als ein »Sehr gut« mit Kritik und Strenge reagierten. Sein maladaptives Schema hatte wesentlich die Annahme »Ich bin durchschnittlich und nicht liebenswert« zum Inhalt, verbunden mit der Bewältigungsstrategie der demonstrativen Überlegenheit, was in seinem Fall bedeutete, die anderen Menschen durch seine Intelligenz und Bildung zu beeindrucken.

Ich machte ihn im Sinne einer kontingenten persönlichen Rückmeldung darauf aufmerksam, dass dieses Verhalten bei mir ein Gefühl von Distanz und Druck hervorrufen würde. Hierzu bemerkte der Patient, dass er bei mir davon ausginge, dass ich ihm überlegen sei und eher auf ihn herabschauen würde, weshalb er um meinen Respekt und meine Zuneigung kämpfen müsse. Anknüpfend hieran thematisierten wir die Bedeutung dieses Verhaltens für sein verborgenes Bedürfnis nach Bindung und Nähe.

Wollen wir das alles auf einen Punkt bringen, so lernen die Patienten in der übertragungsfokussierten Arbeit, dass ihr Verhalten weniger mit unserer Person zu tun hat, sondern weitaus mehr mit ihren prägenden Erfahrungen in der Vergangenheit, welche sie die Motivationen und Intentionen der anderen Menschen durch eine realitätsverzerrende Brille hindurch betrachten lassen. Und dass sie mit ihrem

Verhalten einen negativen Einfluss auf ihre Beziehungen ausüben, der zu den immer wiederkehrenden Konflikten führt. Die Arbeit an der Übertragung mündet darin, mit dem Patienten an alternativen Verhaltensweisen uns gegenüber und in Folge auch anderen Menschen gegenüber zu arbeiten. Somit wird die therapeutische Beziehung zum Erprobungsfeld für neue und adaptive Verhaltensweisen, die die Patienten im Laufe der Therapie zur Erreichung ihrer Ziele grundsätzlich erlernen müssen. Sie lernen dabei, die Übertragungsbeziehung hinter sich zu lassen und zu den Helfenden eine Realbeziehung einzugehen, eine Beziehung, die sich an den realen Eigenschaften, Motivationen und Intentionen aller Beteiligten orientiert.

Wir können die Arbeit an Übertragungssituationen dadurch erleichtern, dass wir in der Anfangsphase der Therapie mit dem Patienten eine Liste von prägenden Erfahrungen mit Bezugspersonen erarbeiten. Anhand derer können wir Übertragungshypothesen formulieren, die wir dann später in entsprechenden Situationen in der therapeutischen Beziehung nutzen.

Erarbeitung alternativer Verhaltensweisen

IDEALISIERUNG Insbesondere zu Beginn der therapeutischen Zusammenarbeit erleben wir nicht selten eine Idealisierung, was eine hinlänglich bekannte Übertragung darstellt. Nach Heinz KOHUT (1976) stabilisieren die Patienten ihre Selbst-Defizite durch die imaginäre Schaffung eines in jeder Hinsicht guten, perfekten, überlegenen Menschen, der ihre eigenen Schwächen, Schamgefühle, Unsicherheiten, Ängste usw. kompensiert. Nach Otto F. KERNBERG (2006) dient die Idealisierung aber auch dazu, Neid und Wut auf die Helfenden zu verbergen.

Zu Anfang der Therapie kann eine leicht ausgeprägte Idealisierung durchaus förderlich für den Aufbau einer tragfähigen therapeutischen Beziehung sein und muss nicht unbedingt thematisiert werden. Doch die Nichtbeachtung einer anhaltenden und mit unrealistischen Erwartungen einhergehenden Idealisierung würde sich ungünstig auf den weiteren Therapieverlauf auswirken. In ihrer Fantasie ist für die Patientinnen und Patienten allein schon der Kontakt zu einer solchen idealisierten Person ausreichend, sodass sie glauben, all ihre Probleme seien gelöst: »Ich habe die beste Therapeutin der Welt, die für mich alles zum Guten wenden wird.« Doch werden sich ihre Hoffnungen auf Besserung allenfalls so lange erfüllen, wie wir Therapeuten auch bereit sind, die Rolle eines idealen Objektes einzunehmen, das heißt uns auch »ideal« verhalten.

Weichen wir jedoch von diesem idealen Verhalten ab, enttäuschen wir den Patienten, indem wir ihm zum Beispiel nicht zustimmen oder ihn gar mit seinem Verhalten konfrontieren, dann kann sich seine Zuneigung rasch in Ärger, Wut und Ablehnung wenden, denn unterschwellig wird immer der Neid auf unsere angebliche Perfektion an ihm nagen. Außerdem bleiben die Patienten mit der Idealisierung einer dichotomen Weltsicht verhaftet, die nur ein Schwarz und Weiß, Stark und Schwach, Gewinner und Verlierer kennt. Dies kann dazu führen, dass ihr grandioses Selbst (stark, Gewinner) durch ihren scheinbar perfekten Therapeuten gestärkt wird und sie damit die notwendige Aktivierung und Exploration ihres vulnerablen Selbst (schwach, Verlierer) vermeiden.

Ziel der übertragungsfokussierten Arbeit ist es, dass die Patienten sich mit der Funktionalität ihrer Idealisierung auseinandersetzen, das heißt, dass sie verstehen, warum die Idealisierung für sie eine stabilisierende Funktion hat (dies kann heißen, dass sie in der biografischen Arbeit erkennen, wie sie sich angesichts ihrer kalten und distanzierten Eltern schon sehr früh in Fantasien einer idealen Bezugsperson gerettet haben). Infolge dessen müssen sie lernen, die Realität sowohl seitens ihrer Therapeutin als auch ihrer selbst zu akzeptieren und zu ertragen. Insbesondere durch die therapeutische Selbstenthüllung können wir ihnen hierbei als positives Modell dienen. Wir machen den Patienten die durchaus nicht idealen Seiten unserer Persönlichkeit deutlich und teilen ihnen im Rahmen einer kontingenten persönlichen Rückmeldung auch mit, welche problematische Wirkung ihre Idealisierung auf uns hat (Leistungsdruck, Angst vor Fehlern, hohe Anspannung).

Unser offener Umgang mit unseren Fehlern bzw. Irrtümern hat für die Patienten eine wichtige Funktion. Sie können anhand dessen die Idealisierung unserer Person korrigieren und uns gleichzeitig als Modell für einen sicheren Umgang mit menschlichen Unzulänglichkeiten erleben.

BEISPIEL

Ein Patient sagte mir einmal: »Ich weiß, dass Sie der Schlüssel zu meinem zukünftigen Leben sind!« Auf die Frage, wie er denn zu diesem Gedanken käme, antwortete er: »Weil Sie Professor sind und Chef dieser Klinik!« Durch die idealisierende Identifikation mit mir erlebte er eine Zunahme an Sicherheit und Optimismus. Wir konnten gemeinsam herausfinden, dass er seinen früh verstorbenen Vater zeit seines Lebens als Sicherheitsanker empfunden hatte, den er umso dringender brauchte, da er sich ständig in Auseinandersetzung mit seiner Mutter befand, die deutliche Borderlinezüge trug. Nach dem Tod seines Vaters – im Alter des Patienten von zwölf Jahren – durchlebte er eine schwere Zeit mit seiner Mutter, bis er mit 18 Jahren auszog. In dieser Zeit lernte er, eine größtmögliche Distanz zu seiner Mutter aufzubauen, vor welcher er einerseits Angst hatte und auf die er andererseits zunehmend mit Verachtung herabblickte.

Im Nachhinein idealisierte er seinen Vater, der sich gegenüber der Mutter habe durchsetzen können und diese »immer wieder in die Spur gebracht« habe. Somit sah der Patient in mir eine ebenfalls ideale Vaterfigur, durch deren alleinige Anwesenheit sich bei ihm alles zum Guten wenden würde. Im Verlauf der Therapie konnten wir diese Idealisierung langsam auflösen, und er verstand, wie sehr ihn die damit einhergehende passive Heilserwartung daran hinderte, sein Leben aktiv zu gestalten.

Wenn wir von Übertragungen sprechen, müssen wir auch von unserer häufig hiermit verbundenen Gegenübertragung bzw. unseren persönlichen Reaktionen sprechen. Selbst wenn wir uns gut und hinreichend kennen, heißt dies nicht, dass wir situativ immer auch in der Lage sind, unsere persönlichen Reaktionen angemessen regulieren zu können. Narzisstische Patienten können uns in einem Ausmaß irritieren, frustrieren, provozieren, reizen und emotional treffen, dass wir mit Unsicherheit, Minderwertigkeit, Schuld, Ärger und sogar Wut reagieren.

Ein hilfreicher Umgang mit unserer persönlichen Reaktion, sprich Gegenübertragung, besteht darin:

- im Patientenkontakt unsere Gefühle, Gedanken und Handlungsimpulse wahrnehmen und verstehen zu können;
- unsere persönliche Reaktion als eine wichtige Information über die innere Erlebniswelt der Patienten und deren Art der Beziehungsgestaltung zu nehmen (die sie auch zu anderen Menschen pflegen), um hieran die typischen Reaktionen zu verstehen, die sie bei ihnen hervorrufen;
- gezielt regulatorischen Einfluss auf unsere emotionalen Reaktionen zu nehmen, damit wir nicht impulsiv reagieren;
- uns kritisch zu fragen, welchen therapeutischen Wert eine bestimmte Reaktion haben könnte;
- eine *gezielte* therapeutische Reaktion zu wählen.

Für Verhaltensweisen, die zu einer dysfunktionalen Reaktion der Therapeuten führen können, kann die folgende Aussage eines narzisstischen Patienten stehen: »Ich habe eigentlich immer ein gutes Verhältnis zu meinen Freundinnen gehabt, wenn sie ihre Grenzen kapiert haben und handzahm waren. Wenn nicht, dann ist es das halt gewesen. Meine jetzige Freundin ist natürlich nichts für immer, aber so eine Woche auf Mallorca bedeutet viel Spaß und viel Sex! Und was will ich mehr? Und ich zwinge sie ja zu nichts!«

Nun stellt sich die Frage, wie wir darauf am sinnvollsten und hilfreichsten reagieren. Eine Therapeutin wird innerlich auf solche Aussagen wahrscheinlich mit Unmut oder gar Ärger reagieren, aber sie sollte in der Lage sein, ihre emotionale Reaktion wahrzunehmen, zu regulieren und sich *therapeutisch* zu verhalten. In diesem Falle würde das bedeuten, dass sie dem Patienten nicht sofort mit seiner arroganten und abwertenden Haltung konfrontiert, sondern sich fragt, was eine angemessene therapeutische Reaktion sein kann. Diese kann in einer solchen Situation je nach den genauen Umständen durchaus unterschiedlich ausfallen.

Sofern es sich um eine der ersten Therapiestunden handelt, wäre es zum Beispiel hilfreich, wenn sie auf diese Bemerkung überhaupt nicht reagieren würde, da sich eine frühzeitige Konfrontation des Patienten nachteilig auf seine noch brüchige Therapie- und Veränderungsmotivation auswirken könnte. Handelt es sich jedoch um einen weit fortgeschrittenen Zeitpunkt der Therapie, in der bereits mehrfach die Problematik arroganter und ausbeuterischer Verhaltensweisen thematisiert wurde, kann eine kontingente persönliche Rückmeldung sinnvoll sein, etwa: »Vielleicht meinen Sie das nicht so, aber Ausdrücke wie ›handzahm‹ und ›wenn sie ihre Grenzen kapiert haben‹ lösen in mir ein unangenehmes Gefühl und Widerspruch aus. Können Sie das verstehen?«

In der Regel thematisieren wir das Verhalten des Patienten und unsere Reaktion hierauf (etwa in Form einer kontingenten persönlichen Rückmeldung), um dann nach situativen und biografischen Ursachen für das Verhalten zu suchen.

Humor inklusive – Schlussbemerkung

Mit welchen Patientengruppen wir professionell Helfenden »können« und für welche wir uns besonders interessieren, weil sie uns vielleicht »liegen«, das hat selbstverständlich immer auch mit uns selbst zu tun. Manchmal sind uns diese Menschen eher fremd, sodass uns etwas »Exotisches« an ihnen reizt, manchmal aber sind wir ihnen auch ähnlich, dann wissen wir sehr gut, wie sie »ticken«, und können deshalb einfühlsam und therapeutisch hilfreich mit ihnen arbeiten. So oder so müssen wir unseren eigenen Anteil dabei reflektieren.

Auch ich selbst habe mich irgendwann gefragt, woher mein Interesse an narzisstischen Patienten und Patientinnen rührt. Natürlich liegt die Vermutung nahe, dass dieses Interesse aus meiner eigenen »Betroffenheit« zu erklären ist. Ja, vielleicht erlebe ich die Arbeit mit diesen Patienten deshalb als so befriedigend, weil ich ihre gesunden narzisstischen Eigenschaften zumindest gut verstehen und zu einem gewissen Anteil auch schätzen kann. Tatsächlich liege auch ich auf dem Fragebogen zu narzisstischen Eigenschaften bei normalen Menschen (»Narzissmus-Persönlichkeitsinventar«, NPI) über dem Mittelwert. Es mag also meinen narzisstischen (sprich: selbstbewussten) Seiten geschuldet sein, dass mich die Herausforderung gereizt hat, mich mit Patienten zu beschäftigen, die als schwer therapierbar gelten und an denen Therapeuten auch schon mal scheitern können. Ob aber meine selbstbewussten Eigenschaften unangenehm für meine Umwelt sind, diese Frage können nur Menschen beantworten, die mich kennen.

Was heißt das nun für die therapeutische Arbeit? Zuerst einmal bedeutet das, dass wir auch Narzissten nicht schablonenartig begegnen sollten, auch wenn wir die üblichen Verhaltensweisen und Grundmuster früh erkennen. Grundsätzlich schätze ich manualisierte Therapieanleitungen (auch wenn wir natürlich ohnehin immer wieder von diesen abweichen), doch wäre ein derart strukturiertes Vorgehen bei narzisstischen Patienten meiner Erfahrung nach fehl am Platz. Diese Patienten lassen sich oftmals nicht in einen operationalisierten Ablauf zwingen, denn welchen Schritt wir mit ihnen gehen, hängt häufig von der Art ihrer Problematik, von den Ereignissen in ihren Beziehungen und von ihren eigenen Vorstellungen einer Therapie ab.

Die Arbeit mit ihnen ist interessant, vielschichtig und oft überraschend, und am meisten ist es hierbei die Beziehungsgestaltung, die uns herausfordert. Deshalb sind unorthodoxe Wege mit diesen Patienten durchaus gehbar. Humor und Schlagfertigkeit sind noch mehr als bei anderen Patienten eine wichtige Fähigkeit (die wir ausbauen sollten, wenn wir uns selbst als zu ernst und moralinsauer empfinden). Wir werden immer wieder erleben, dass narzisstische Patienten uns in eine sehr intensive und anspruchsvolle Beziehung hineinziehen, bei der wir mehr im Mittelpunkt stehen, als uns vielleicht lieb ist. Aber für jeden von uns therapeutisch Tätigen, die wir unseren Beruf gewählt haben, weil uns die Beziehung mit anderen Menschen interessiert, gehört die Arbeit mit narzisstischen Patienten zu den interessantesten und lehrreichsten Herausforderungen, die zumindest ich nicht missen möchte.

Ich hoffe also, dass dieses Buch Ihnen eine Anregung und Hilfe für diese (Beziehungs-)Arbeit sein wird – dann wäre mein Ziel schon erreicht. Für alle, die sich mit dem Thema »Narzissmus« weiterführend beschäftigen wollen, seien die folgenden Bücher empfohlen: *Narzissmus: Grundlagen – Formen – Interventionen* von Marc Walter und

Oliver Bilke-Hentsch; *Narzissmus: Theorie, Diagnostik, Therapie* von Gerhard Dammann, Isa Sammet, Bernhard Grimmer sowie *Narzissmus: Grundlagen – Störungsbilder – Therapie* von Stephan Doering, Hans-Peter Hartmann und Otto F. Kernberg.

Tatsache ist, dass die therapeutische Arbeit mit narzisstischen Patientinnen und Patienten selten langweilig wird, oft bereichert und so manches Mal auch – ist die Beziehung erst einmal stabil genug – zum gemeinsamen und durchaus selbstironischen Lachen führt.

Ausgewählte Literatur

Andreas, S.; Kadur, J.; Sammet, I. (2019): Bedeutung von Beziehungstests in der Psychotherapie. In: *Psychotherapeut,* 64, S. 71–85.

Bordin, E. S. (1979): The generalizability of the psychoanalytic concept of the working alliance. In: *Psychotherapy: Theory, Research & Practice,* 16, S. 252–260.

Caligor, E.; Kernberg, O. F. (2018): Übertragungsfokussierte Psychotherapie bei neurotischer Persönlichkeitsstruktur. Stuttgart.

Caspar, F.; Grosse Holtforth, M. (2009): Responsiveness – eine entscheidende Prozessvariable in der Psychotherapie. In: *Zeitschrift für Klinische Psychologie und Psychotherapie,* 38, S. 61–69.

Ermann, M. (2020): Narzissmus. Stuttgart.

Flückiger, C.; Wüsten, G. (2014): Ressourcenaktivierung. Ein Manual für Psychotherapie, Coaching und Beratung. Bern.

Grawe, K. (1999): Gründe und Vorschläge für eine allgemeine Psychotherapie. In: *Psychotherapeut,* 44, S. 350–359.

Grawe, K.; Grawe-Gerber, M. (1999): Ressourcenaktivierung. In: *Psychotherapeut,* 44, S. 63–73.

Greenberg, L. (2016): Emotionsfokussierte Therapie. München.

Henseler, H. (2000): Narzisstische Krisen. Zur Psychodynamik des Selbstmords. Berlin.

Kernberg, O. F. (2006): Narzissmus, Aggression und Selbstzerstörung. Fortschritte in der Diagnose und Behandlung schwerer Persönlichkeitsstörungen. Stuttgart.

Kohut, H. (1976): Narzissmus. Berlin.

Körner, J. (2018): Die Psychodynamik von Übertragung und Gegenübertragung. Göttingen.

Lammers, C.-H. (2014 a): Die therapeutische Beziehung mit narzisstisch gestörten Patienten – Beifahrer in einem Porsche. In: *Psychotherapie in Psychiatrie, Psychotherapeutischer Medizin und Klinischer Psychologie,* 19, S. 52 – 72.

Lammers, C.-H. (2014 b): Psychotherapie narzisstischer Patienten. Stuttgart.

Lammers, C.-H. (2017): Therapeutische Beziehung und Gesprächsführung. Weinheim.

Lammers, C.-H. (2019): Die vulnerable Seite des Narzissmus. In: *Persönlichkeitsstörungen – Theorie und Therapie,* 1, S. 19 – 28.

Lammers, C.-H.; Doering, S. (2018): Narzissmus und die narzisstische Persönlichkeitsstörung. In: *PSYCH up2date,* 12, S. 1 – 15.

Lammers, C.-H.; Eismann, G. (2019): Bin ich ein Narzisst? Oder einfach nur selbstbewusst? Stuttgart.

Linehan, M. M. (1996): Dialektisch-Behaviorale Therapie der Borderline-Persönlichkeitsstörung. München.

McCullough, J. (2011): Therapeutische Beziehung und die Behandlung chronischer Depressionen: Cognitive Behavioral Analysis System of Psychotherapy (CBASP). Heidelberg.

Mota, S.; Schaber, S.; Allroggen, M.; Buhlmann, U.; Mack, M. D. (2019): »Narcissistic admiration and rivalry« im psychotherapeutischen Kontext. In: *Psychotherapeut,* 64, S. 436 – 447.

Ritter, K.; Lammers, C.-H. (2007): Narzissmus – Persönlichkeitsvariable und Persönlichkeitsstörung. In: *Psychotherapie, Psychosomatik und Medizinische Psychologie,* 57, S. 53 – 60.

Sachse, R. (2016): Therapeutische Beziehungsgestaltung. Göttingen.

Sachse, R.; Sachse, M.; Fasbender, F. (2011): Klärungsorientierte Psychotherapie der narzisstischen Persönlichkeitsstörung. Göttingen.

Schulte, D. (1996): Therapieplanung. Göttingen.

Stalujanis, E.; Euler, S. (2019): Mentalisierungsbasierte Therapie bei narzisstischer Persönlichkeitsstörung. In: *Psychotherapie im Dialog,* 20, S. 44 – 47.

Tanzilli, A.; Mjuzi, L.; Ronningstam, E.; Lingiardi, V. (2017): Countertransference when working with narcissistic personality disorder: An empirical investigation. In: *Psychotherapy,* 54, S. 184 – 194.

Wolf, E. S. (1998): Theorie und Praxis der psychoanalytischen Selbstpsychologie. Frankfurt a. M.

Young, J.; Klosko, J. S.; Weishaar, M. E. (2008): Schematherapie. Ein praxisorientiertes Handbuch. Paderborn.

Allerdings lässt sich ein Gefühl der inneren Leere nicht dauerhaft ausschließlich durch Aktivitäten verdrängen. Die Fähigkeit, mit sich allein zurechtzukommen und mit sich allein sein zu können, ist daher ein wichtiges Lernziel bei der Überwindung der Erkrankung. Möglicherweise stellt dieser Lernschritt aber eine der größten Hürden auf dem Weg zur gesunden Lebensführung dar. Auf keinen Fall kann diese Fähigkeit vorausgesetzt werden.

Borderlinekranke sind einem ausgeprägten Gefühl innerer Leere und Langeweile ausgesetzt. Die Betroffenen entwickeln Techniken, um diesen erlebten Mangel zu kompensieren. Vor allem wird das »Alleinsein« vermieden. Die erlernten Techniken können im Laufe der Zeit selbst zu Problemen werden.

Emotional angemessen auf Situationen reagieren

Die emotionale Instabilität ist eines der zentralen Phänomene des Borderlinesyndroms (Kriterien 4, 6 und 8) und darüber hinaus sicherlich eine der Wurzeln dieser Erkrankung. Zweifellos haben Emotionen und Stimmungen ihr Eigenleben. So bleibt die Instruktion »Sei glücklich!« in der Regel ohne den gewünschten Effekt. Stimmungen können sich sogar mehr oder weniger vollständig vom Kontext entkoppeln, wie etwa bei der bipolaren Störung. Meist besteht aber ein Zusammenhang zwischen Emotionen, Gedanken und Verhalten, denn Gefühle haben ja geradezu den Sinn, den Menschen mit seinem Verhalten auf bestimmte Situationen einzustellen und für den Ausgleich von innerem und äußerem Erleben zu sorgen. Vor allem automatische Gedanken sind eng mit Emotionen verknüpft.

Diese gedanklich-emotionalen Schemata ermöglichen erst eine Reaktion auf äußere wie auf innere Reize. Die spontane Reaktion auf eine Situation kann sich als ungünstig herausstellen, sodass Veränderungen und Anpassungen notwendig werden, beispielsweise kann ein spontan entstandener Ärger Ausgangspunkt für die Klärung einer Beziehung sein. Ein Impuls stellt eine spontane emotionale Reaktion dar, die zunächst ein schnelles Handeln ermöglicht. Impulse müssen aber im oben genannten Sinn oft einer Revision unterworfen werden, denn sie können unangemessen sein und zu sozialen Konflikten führen. Gelingt eine solche Revision nicht, bleibt der Betroffene von seinen Impulsen bestimmt.

Einige der Konsequenzen, die aus einer solchen Impulsivität erwachsen können, sind:

- schnelle, überhastete Entscheidungen,
- Intoleranz gegenüber Verzögerungen von Belohnung,
- Tendenz, eine Serie von Reaktionen frühzeitig zu beenden (= Mangel an Durchhaltevermögen),
- Tendenz, einen einmal eingeschlagenen Reaktionsweg beizubehalten (= Mangel an Fähigkeit zum flexiblen kognitiven Wechsel).

Es ist leicht ersichtlich, dass eine unzureichende Kontrolle der Emotionen zwangsläufig zu Störungen der inneren Ordnung führen muss, wie es der folgende Brief einer Betroffenen verdeutlicht.

BEISPIEL

»Ich war vor ein paar Jahren (im Alter von 17 bis 19) in psychiatrischer Behandlung (sieben Monate stationär, danach zwei Jahre ambulant). Die damalige Diagnose lautete: ›Emotionale Instabilität mit gleichzeitig erschwerender Hochbegabung‹. Beim Stöbern im Internet bin ich jetzt auf den Begriff ›Borderline‹ gestoßen – die Symptomangaben passen irgendwie alle auf mich:

BEZIEHUNGSSCHWIERIGKEITEN meine Beziehungsprobleme genauer zu beschreiben würde zu weit führen, aber was ich darüber gelesen habe, trifft auf mich zu;

SELBSTSCHÄDIGENDES VERHALTEN unter anderem Fresssucht, Rauchen;
STIMMUNGSSCHWANKUNGEN BZW. ZORNESAUSBRÜCHE oh ja, die hab ich –, meine Grundstimmung ist ... hm ... pessimistisch, würde ich sagen, ab und zu depressiv, Angstzustände, oft auch ›hyperaktiv‹, oft reizbar und ich raste bei Kleinigkeiten aus;
SELBSTVERLETZUNG / SUIZID hm ... ich ritze, seit ich 15 bin (übrigens nur am linken Arm), Suizidversuche bisher nur sehr halbherzig, eher als Hilferufe ... sind aber schon ziemlich lange her;
ICH-IDENTITÄT nun ja, ist schwer, das in Kürze zu beschreiben ... ich bin Perfektionistin ... habe ein sehr geringes Selbstwertgefühl, außer mir ist gerade was Tolles gelungen ... hält aber leider nie lange vor ...;
LEERE UND LANGEWEILE erdrücken mich ziemlich häufig, bin aber oft nicht in der Lage, selbst etwas dagegen zu tun ... ich erwarte dann oft von anderen, ›mich zu unterhalten‹, die verstehen das aber oft nicht, dann geht's mir noch schlechter;
ANGST VOR DEM VERLASSENWERDEN zieht sich durch mein ganzes Leben, ich kriege Panik, wenn jemand, den ich mag, weggeht, wenn auch nur kurz ... seit etwa zwei Jahren habe ich es ganz gut im Griff, allerdings nur, wenn derjenige sich ordentlich verabschiedet ...«

Noch größere Schwierigkeiten als mit der Kontrolle von Emotionen haben die Betroffenen bei deren Regulation. Sind in einer Situation mehrere, sich vielleicht sogar widersprechende emotionale Reaktionen möglich, etwa bei dem Wunsch nach Annäherung und der Angst vor Abhängigkeit, können Borderlinekranke jedes Sicherheitsgefühl verlieren.

Wird die mit den emotionalen Reaktionen einhergehende Spannung so hoch, dass sie nicht mehr verarbeitet werden kann, dann kann es bei den Betroffenen zu *Dissoziationen* (Kriterium 9) kommen. Da bei wird die Umwelt, der eigene Körper oder das innere Erleben als verändert und fremd wahrgenommen. Das Gefühl der Authentizität geht verloren, weil die Emotionen aus dem Erleben ausgeklammert und damit neutralisiert werden.

Die emotionale Instabilität beeinträchtigt das Selbstbild, hat aber ebenfalls Auswirkungen auf Beziehungen und somit auch auf die Helferbeziehung, etwa aufgrund einer damit verbundenen Frustrationsintoleranz. Überschießende Reaktionen können zu Schuldgefühlen und sozialem Rückzug führen. Anders als bei schweren depressiven Erkrankungen bleibt bei den Betroffenen der Zusammenhang zwischen der erlebten Situation und der dazu aktivierten emotionalen Bewertung bestehen.

In welch seltsamem Kontrast stehen dazu die Anforderungen an die Gefühlskontrolle der Helfenden! Sie sollen sich nämlich jederzeit im Griff haben und die Hilfebeziehung möglichst nicht von den eigenen Gefühlen bestimmen lassen. Ausgeprägter kann ein Kontrast nicht ausfallen.

Die Spannungen, die aus diesem Kontrast entstehen, bedeuten für die Hilfebeziehung aber auch eine besondere Dynamik, aus der viel Schwung für die persönliche Entwicklung erwachsen kann. Wie wäre es, wenn der Helfer aufhört, seine Gefühle zu unterdrücken und stattdessen lernt, sich dieser klug zu bedienen, indem er sie in der Beziehung offenlegt? Die Psychotherapie nennt das die »Arbeit mit der Gegenübertragung«. Sind die Rückmeldungen der Helfenden nicht vielleicht wichtige Informationen für den Betroffenen? Können Gefühle dann nicht eine Art Kompass für den Weg zu einem besseren Verständnis sein? Und ist es nicht ein Zeichen von gelungener Kooperation, wenn der Betroffene auf dieser Grundlage und am Beispiel des Helfers lernt, mit welchen emotionalen Varianten reagiert werden kann? Vielleicht ist eine solche Form der Zusammenarbeit eine fruchtbare Basis für Entwicklungen und eine Möglichkeit, eine gewisse Vielschichtigkeit in die Beziehung zu bringen.

Borderlinekranke haben Schwierigkeiten, Emotionen zu kontrollieren und zu regulieren. Die Betroffenen profitieren deshalb gerade vom Umgang des Helfers mit eigenen Emotionen, sodass seine Emotionsbewältigung ein wichtiges Element der Beziehungsgestaltung darstellt.

Auf diese Weise wird es für den Betroffenen möglich, den Umgang mit Gefühlen zu lernen, damit die Orientierung in einer komplexen sozialen Welt gelingen kann. So ist zwar die Toleranz von Arbeitgebern, Partnern, Freunden und anderen begrenzt, die therapeutischen Helferinnen und Helfer jedoch werden zu Trainern und Sparringspartnern auf dem Weg zu einer angemessenen Emotionsregulation.

Voraussetzung für ein erfolgreiches Vorgehen ist jedoch die Einigung auf »Spielregeln«. Die Formulierung solcher Regeln ist in erster Linie die Aufgabe der Helfenden. Sie müssen die Lernschritte bestimmen und darauf achten, dass die jeweiligen Schritte nicht zu groß sind. Auch hier kann ein programmatisches Vorgehen im Sinne eines Trainingsprogramms nützlich sein. Das sogenannte Fertigkeitstraining der Dialektisch-Behavioralen Therapie (DBT) ist als ein solches Trainingsprogramm gestaltet.

Schwierigkeiten, ausgewogen zu kommunizieren

Die Betroffenen sind aufgrund eines intakten Bindungsmotivs durchaus in der Lage, Beziehungen zu knüpfen und innere Bindungen einzugehen. Aufgrund fehlender innerer Schutzmechanismen werden Bindungen dann sogar nochmals wichtiger. Daraus entsteht die Tendenz, sich besonders eng und geradezu symbiotisch an andere zu binden und an die Beziehung hohe, oft unrealistische Erwartungen zu knüpfen. Nun sind vor allem enge Beziehungen fortwährend Änderungen unterworfen, etwa im Hinblick auf deren Bedeutung, Intensität und Stabilität. So ist das Entstehen von Ambivalenz und Unsicherheit auf Dauer nicht zu vermeiden. Mehr noch, in gewisser Weise wird eine Beziehung sogar erst durch ihre Veränderungen und Wandlungen stabiler.

Ambivalenz und Unsicherheit können Angst auslösen, vor allem dann, wenn die Integration unterschiedlicher oder sogar widersprüchlicher Emotionen aufgrund der Regulationsstörung nicht gelingen mag. Meistens lässt sich durch eine offene Klärung wieder Sicherheit herstellen, eine Strategie, die Borderlinekranke meist bevorzugen. Oftmals besteht die Ambivalenz jedoch weiter und muss dann zur Aufrechterhaltung der Beziehung ausgehalten werden. Nur durch die Akzeptanz der Ambivalenz kann gewährleistet werden, dass die Autonomie der Partner nicht verloren geht. Zu einer Bindung gehören Zuneigung und Liebe, aber auch Auseinandersetzung, Versöhnung und Toleranz.

Die dazu notwendigen Bindungsstile werden wahrscheinlich in der frühen Kindheit geprägt. Bindungsstile prägen als Schemata vor allem die automatischen Reaktionen von Menschen innerhalb von Beziehungen. Unsicherheiten in Bindungen gehen mit Angst einher. In den primären Beziehungen sind Menschen daher vor allem auf die integrative Kraft der Bezugspersonen angewiesen. Fehlt diese Unterstützung, bleibt die Angst erhalten und prägt zukünftige Beziehungen. Dies genau ist bei Borderlinekranken der Fall, mit zum Teil fatalen Auswirkungen auf die Beziehungsgestaltung und Beziehungskontinuität. Die Betroffenen versuchen zunächst die irritierenden und widersprüchlichen Aspekte in einer Beziehung zu ignorieren (Idealisierung). Gelingt dies auf Dauer nicht, können viele nur durch einen abrupten Wechsel der Haltung das innere Gleichgewicht aufrechterhalten (Abwertung). Bleibt dabei die Angst erhalten, gerät der gesamte innere Gefühlshaushalt außer Kontrolle.

Diese Besonderheiten in der Beziehungsgestaltung spiegeln sich selbstverständlich auch in der Helfer-Klient-Beziehung wider.

Die im Rahmen der emotionalen Instabilität gemachten Erfahrungen prägen als überdauerndes Merkmal die Grundüberzeugungen (Mythen) des Betroffenen. Insofern bildet sich die Störung auch in den Gedanken und Urteilen eines Menschen ab. Natürlich beeinflussen diese Grundüberzeugungen die Beziehungsqualität und führen zu verzerrten und negativen Gedanken.

Mentalisierungsschwäche

Aufgrund der emotionalen Instabilität und den oft dysfunktionalen Beziehungserfahrungen haben es die Betroffenen schwer, Verständnis und Empathie für andere aufzubringen. Die subjektive Situation des anderen zu erkennen und zu berücksichtigen ist aber eine wesentliche Voraussetzung für die Kooperation und die Gestaltung nachhaltiger und langfristiger Beziehungen. Die Fähigkeit, das Verhalten des anderen auf der Basis seiner subjektiven Situation zu erklären, wird ab dem zweiten Lebensjahr gelernt (Mentalisierung oder »theory of mind«). Die zentrale Fähigkeit dabei ist die Interpretation der Mimik. Deren Beurteilung ist jedoch selten neutral, sondern von der eigenen Subjektivität beeinflusst. So interpretieren Borderlinekranke die Mimik des anderen aufgrund der eigenen Ängste vor Ablehnung häufiger als feindselig. Im Kontakt mit den Betroffenen fällt immer wieder auf, welch große Bedeutung bereits kleinen Gesten beigemessen wird. Ist die Wahrnehmung der subjektiven Situation des anderen erschwert, sind Irritationen in Beziehungen unvermeidlich. So kann aus der Frage »Geht es Ihnen nicht gut?« die Bemerkung »Haben Sie etwas gegen mich?« werden. Immer wieder fühlen sich Helfer gekränkt, weil die Betroffenen den emotionalen Reaktionen der Helfer keine Aufmerksamkeit schenken und ihnen kein Verständnis entgegenbringen können.

Die Mentalisierung hilft also dabei, die emotionalen Reaktionen innerhalb einer Beziehung zu modifizieren und über das Verstehen des anderen zu begrenzen. In der Kommunikation werden dabei unentwegt nicht nur Gedanken und Einschätzungen ausgetauscht, sondern auch emotionale Bewertungen übertragen. Gerade heftige emotionale Ausschläge können über Verständnis und Empathie abgemildert werden. Die Urteile werden ausgewogener und tragen zur Verbesserung der Kooperation bei. Wegen der Einschränkungen in der Entwicklung der Mentalisierung bei Borderlinekranken fehlt den Betroffenen damit ein wichtiges Werkzeug zur kooperativen Beziehungsgestaltung.